Bonnes pratiques infirmières en fiches

Situations prévalentes

Cardiologie

Barbara Nowak
Infirmière aux urgences de l'hôpital Saint-Antoine,
Paris. Anciennement infirmière en cardiologie
à l'hôpital Henri-Mondor, Créteil.

Sandrine Dias
Infirmière en cardiologie
à l'hôpital Henri-Mondor, Créteil

2e édition

Elsevier Masson

ELSEVIER

Elsevier Masson SAS, 65, rue Camille-Desmoulins, 92442 Issy-les-Moulineaux cedex, France

Situations prévalentes. Cardiologie, 2e édition, de Barbara Nowak et Sandrine Dias.

ISBN : 978-2-294-78740-9

e-ISBN : 978-2-294-78795-9

Sommaire

3 Boite à outils

Aspects légaux

Gestes techniques

Traitements médicamenteux

Introduction

Avec cet ouvrage, nous avons voulu rappeler et transmettre les connaissances nécessaires afin de savoir réagir devant certaines situations qui nous ont marquées durant notre carrière en cardiologie.

Destiné aux étudiants en soins infirmiers, aux infirmiers jeunes diplômés ainsi qu'aux infirmiers intégrant un service de cardiologie qui veulent se familiariser avec la prise en charge globale du patient, ce livre va leur apporter les connaissances et les compétences requises. Il a pour objectif d'orienter la prise en charge infirmière du lecteur au sein d'un service de pathologies cardiovasculaires : cardiologie conventionnelle, insuffisance cardiaque, rythmologie, soins intensifs de cardiologie, chirurgie cardiaque, chirurgie vasculaire, etc.

Par les côtés à la fois humain et technique que nécessite sa pratique, le métier d'infirmier requiert de savoir rapidement s'adapter, mais également d'acquérir des connaissances et des compétences qu'il faudra renouveler tout au long de sa carrière au rythme des nouvelles recommandations médicales.

Ce livre comporte de nombreuses fiches synthétiques, didactiques et pratiques qui vont permettre au lecteur de développer de nouveaux savoirs. Il est destiné aux lecteurs découvrant la discipline cardiovasculaire, mais également aux soignants souhaitant approfondir ou se remémorer leur savoir. Il sera le compagnon idéal des terrains de stage ou d'un démarrage dans un nouveau service accueillant des patients atteints de maladies cardiovasculaires.

Remerciements

Ce livre n'aurait pu être écrit sans le travail de Sandrine Dias lors de la rédaction de la première version de cet ouvrage. J'aurais aimé réitérer l'expérience, et garde un souvenir ému de notre collaboration et de notre travail commun.

L'ensemble de ces fiches résultent d'un apprentissage constant sur le terrain auprès de nos collègues de soins, des infirmiers, des aides-soignants, des médecins du service de cardiologie de l'hôpital Henri-Mondor, à Créteil, ainsi que du pôle cardiologique de l'hôpital Saint-Antoine à Paris : merci à vous de m'avoir transmis vos connaissances et la passion pour cette spécialité.

Je tenais aussi à remercier ma famille qui me soutient toujours dans mes rédactions et me motive à continuer mes projets professionnels : à Julie, Lidia, Georges, Adam et Axel.

Enfin, je tenais à remercier le professeur Thibaud Damy pour ses précieux conseils et savoirs lors de la création de ce livre et pour la transmission de son amour pour la spécialité qu'est la cardiologie.

Abréviations

AAA	anévrisme de l'aorte abdominale
ACFA	arythmie cardiaque par fibrillation auriculaire
ACR	arrêt cardiorespiratoire
AG	anesthésie générale
AINS	anti-inflammatoire non stéroïdien
AOD	anticoagulant oral direct
AOMI	artériopathie oblitérante des membres inférieurs
ATCD	antécédents
ATL	angioplastie transluminale
AVC	accident vasculaire cérébral
AVK	antivitamine K
BAV	bloc auriculoventriculaire
BAVU	ballon autoremplisseur à valve unidirectionnelle
BMR	bactéries multirésistantes
BNP	peptide natriurétique de type B
BPCO	bronchopneumopathie chronique obstructive
bpm	battements par minute
BS	bilan sanguin
CD	coronaire droite
CEE	choc électrique externe
CG	coronaire gauche
CIA	communication interauriculaire
CMD	cardiomyopathie dilatée
CMH	cardiomyopathie hypertrophique
CPAP	*Continuous Positive Airway Pressure* – ventilation en pression positive continue
CPK	créatine phosphokinase
CRP	protéine C réactive
CX	artère circonflexe
DAI	défibrillateur automatique interne
DAOM	déchets assimilables aux ordures ménagères
DASRI	déchets d'activités de soins à risques infectieux
ECBU	examen cytobactériologique des urines
ECG	électrocardiogramme
ECMO	*Extra-Corporeal Membrane Oxygenation* – assistance circulatoire et/ou respiratoire
EFR	exploration fonctionnelle respiratoire
EN	échelle numérique
EPPI	eau pour préparation injectable
ESV	extrasystole ventriculaire
ETO	échographie transœsophagienne
ETP	éducation thérapeutique
ETT	échocardiographie transthoracique
EVA	échelle visuelle analogique
EVS	évaluation verbale simple

FA	fibrillation auriculaire
FAG	fermeture auriculaire gauche
FC	fréquence cardiaque
FDR	facteur de risque
FEVG	fraction d'éjection du ventricule gauche
FOP	foramen ovale perméable
FV	fibrillation ventriculaire
HAD	Hospitalisation à domicile
HBPM	héparine de bas poids moléculaire
HDJ	hôpital de jour
HDS	hôpital de semaine
HGT	hémoglucotest
HLA	*human leucocyte antigen* (antigènes des leucocytes humains)
HNF	héparine non fractionnée
HTA	hypertension artérielle
HTAP	hypertension artérielle pulmonaire
IAo	insuffisance aortique
IC	insuffisance cardiaque
IDE	infirmier(e) diplômé(e) d'État
IDM	infarctus du myocarde
IEC	Inhibiteur de l'enzyme de conversion
IM	insuffisance mitrale
IMC	indice de masse corporelle
INR	*international normalized ratio*
IPP	inhibiteurs de la pompe à protons
IRM	imagerie par résonance magnétique
IV	intraveineux
IVA	artère interventriculaire antérieure
IVD	intraveineux direct
IVL	intraveineux lent
IVSE	intraveineux à la seringue électrique
KTA	cathéter artériel
KTC	cathéter central
MAPA	mesure ambulatoire de la pression artérielle
MI	membre inférieur
mmHg	millimètre de mercure
MS	membre supérieur
NACO	Nouveaux anticoagulants oraux
NAV	nœud auriculoventriculaire
NFS	numération de la formule sanguine
NT-proBNP	*N-Terminal pro-Brain Natriuretic Peptide*
NYHA	New York Heart Association
OAP	œdème aigu pulmonaire
OD	oreillette droite
OG	oreillette gauche
OMS	Organisation mondiale de la santé
PC	perte de connaissance
PEC	prise en charge
PEP	pression expiratoire positive

PLS	position latérale de sécurité
PM	pacemaker
PO	per os (= par voie orale)
RAA	rhumatisme articulaire aigu
RAC	rétrécissement aortique calcifié
RAI	recherche d'agglutinines irrégulières
RCP	réanimation cardiopulmonaire
RM	rétrécissement mitral
SAMU	service d'aide médicale urgente
SAP	seringue autopulsée
SAT	saturation du sang en oxygène
SCA	syndrome coronarien aigu
SEES	sonde d'entraînement électrosystolique
SHA	solution hydroalcoolique
SMUR	structure mobile d'urgence et de réanimation
SSPI	salle de surveillance post-interventionnelle
TA	tension artérielle
TAVI	*Transcatheter Aortic Valve Implantation* – implantation aortique par voie percutanée
TCA	temps de céphaline activée
TCK	temps de céphaline Kaolin
TP	taux de prothrombine
TQ	temps de Quick
TSA	tronc supra-aortique
TSH	hormone thyréostimulante
TTR	transthyrétine
TV	tachycardie ventriculaire
TVP	thrombose veineuse profonde
USIC	unité de soins intensifs de cardiologie
VA	ventilation artificielle
VAV	valves auriculoventriculaires
VCI	veines caves inférieures
VCS	veines caves supérieures
VD	ventricule droit
VG	ventricule gauche
VNI	ventilation non invasive
VVP	voie veineuse périphérique

1

Prérequis et objectifs

FICHE 1 Glossaire

Allen (test)

Test obligatoire avant la ponction de l'artère radiale. Il permet d'observer si l'artère cubitale peut prendre le relais de l'artère radiale en cas de complications post-ponction.

Déroulement ▸ fig. 1.1 : le patient serre le poing du côté de la ponction (A) tandis que l'infirmier comprime simultanément avec un doigt l'artère radiale et avec un autre doigt l'artère cubitale (B) jusqu'au blanchissement de la main (C). Puis le patient rouvre le poing et l'infirmier relâche la compression de l'artère cubitale : il faut que la main se recolore dans les dix secondes afin de confirmer la possibilité de ponctionner l'artère radiale (D).

fig. 1.1 ▸ Test d'Allen.

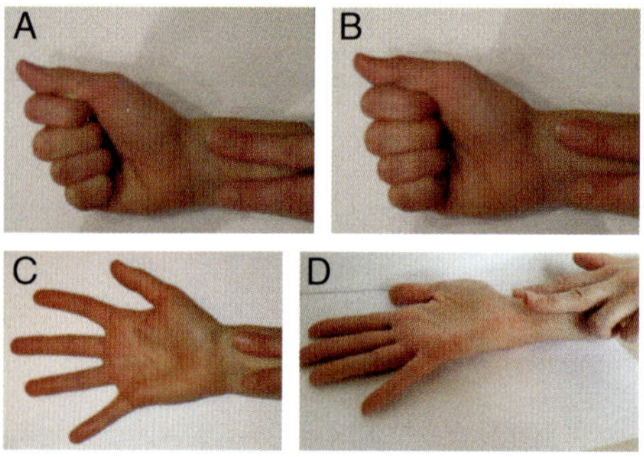

Anévrisme

Dilatation localisée de la paroi artérielle associée à une perte de parallélisme de ses bords : sa rupture provoque une hémorragie.

Anurie

Absence complète d'excrétion d'urines.

Asymétrie tensionnelle

Différence de pression artérielle systolique de plus de 20 mmHg entre les deux bras.

Bas débit cardiaque

Diminution importante du débit cardiaque.

Cardiomégalie

Augmentation de la taille du cœur visible par radiographie thoracique.

Claudication

Douleur au niveau des jambes apparaissant lors de la marche.

Collapsus

Baisse du débit cardiaque subite et importante avec effondrement de la pression sanguine. Entraîne un ralentissement des fonctions vitales et une souffrance organique, c'est une urgence médicale.

Contre-pulsion intra-aortique

Soin rencontré en réanimation, assistance cardiaque mise en place *via* l'artère fémorale consistant en la pose d'un ballonnet en silicone implanté de manière temporaire dans l'artère aorte descendante qui, en se gonflant et se dégonflant, génère un débit sanguin et pallie un cœur inefficace.

Curarisation

Injection de curare afin d'obtenir un relâchement musculaire complet.

Défibrillateur portatif ▸ fig. 1.2

Harnais porté par le patient présentant un risque d'ACR en attente de pose d'un défibrillateur interne ou si risque d'ACR sur un court terme (attente de chirurgie, de greffe ou arythmie en cours de traitement). Le harnais surveille le rythme cardiaque et les arythmies. Si besoin et si le patient est conscient, il va sonner pour l'alerter de la nécessité d'entrer rapidement en contact avec un méde-

fig. 1.2 ▸ Défibrillateur portatif.

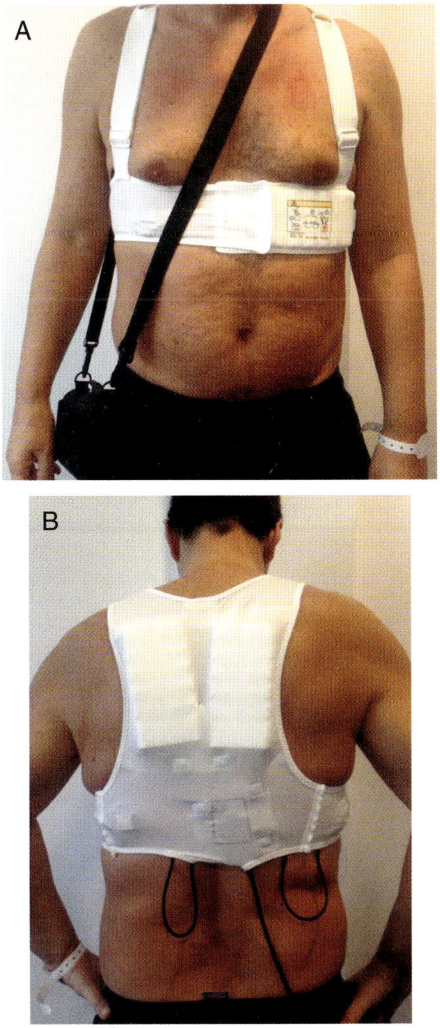

cin : il doit appuyer sur un bouton se trouvant sur le harnais. Si le patient est inconscient ou qu'il n'appuie pas sur le bouton du harnais, la veste délivrera un choc électrique afin de rétablir un rythme cardiaque sinusal.

Deuil

Processus nécessaire à une personne afin de dépasser la souffrance induite par la perte d'un membre du corps après amputation, d'une personne proche ou d'une relation. Selon Elisabeth Kübler-Ross, le deuil se fait suivant différentes étapes : choc ; déni ; colère, agressivité et révolte ; marchandage ; dépression ; acceptation.

Endartériectomie

Intervention chirurgicale consistant à pratiquer l'ablation d'une plaque d'athérome sténosante et à refermer l'artère par patch prothétique.

Épanchement péricardique

Présence de liquide entre les deux feuillets péricardiques (viscéral et pariétal) pouvant entraîner en cas de grande abondance un dysfonctionnement du cœur en le comprimant (tamponnade). Dans ce contexte, il peut nécessiter un drainage par voie percutanée ou par voie chirurgicale.

Épanchement pleural

Présence d'air ou de liquide entre les deux feuillets de la plèvre. En cas de retentissement clinique, il peut nécessiter un drainage par ponction à l'aiguille ou, s'il est important, par une pose de drain.

Fibrose

Tissus de la paroi des artères remplacés par un tissu fibreux inerte, cicatriciel (post-IDM).

Hémoptysie

Rejet de sang par la bouche.

Hypoxie

Diminution de la quantité d'oxygène apportée par le sang aux organes, se manifestant notamment par une cyanose.

Iatrogène

Pathologie ou effet secondaire induit par un traitement médical.

Idiopathique

Pathologie ou symptôme dont on n'a pas pu trouver la cause.

Maladie annulo-ectasiante

Dilatation de l'anneau aortique et de l'aorte initiale.

Malaise vagal

État de malaise avec perte de connaissance de quelques secondes dû à une baisse soudaine de la tension artérielle. Dysfonctionnement du système nerveux parasympathique ou baisse d'activité du système nerveux sympathique.

Marbrures

Stries bleutées apparaissant au niveau cutané.

Mort subite

Décès imprévisible suite à des problèmes cardiaques d'apparition soudaine ou non suspectés.

NYHA classification

La classification NYHA, allant du niveau 1 au niveau 4, permet de déterminer la gravité d'une insuffisance cardiaque ▸ **tableau 1.1**. Elle se rapporte aux symptômes ressentis par le patient. Ces symptômes incluent la dyspnée, la fatigue et les palpitations, la dyspnée étant le syndrome le plus fréquent. C'est une classification subjective qui permet de s'adapter au patient et à ce qu'il est supposé faire comme effort. Ainsi, « Ne pas pouvoir monter plus de deux étages du fait d'un essoufflement » pourrait être coté NYHA II chez une personne de 90 ans, mais NYHA III chez un jeune de 20 ans.

Tableau 1.1 ▸ Classification NYHA.

STADE I	Absence de symptôme lors de la vie quotidienne, au repos ou à l'effort
STADE II	Présence de symptôme(s) lors de la réalisation d'efforts importants avec légère dyspnée à l'effort
STADE III	Présence de symptômes lors de la réalisation d'efforts modérés
STADE IV	Présence de symptômes au repos ou lors d'efforts minimes de la vie courante ou présence d'une orthopnée (dyspnée de décubitus).

Source : American Heart Association. Inc.

Palpitations

Sensation d'emballement du cœur : battements forts et rapides.

Paquet année

Indice indiquant le tabagisme d'une personne, obtenu selon le calcul suivant : (nombre de paquets de cigarettes fumés quotidiennement) × (années de tabagisme).

Pneumothorax

Décollement de la plèvre plus ou moins important. Remplissage de la cavité pleurale par un gaz ou de l'air provoquant une gêne respiratoire.

Pontage aortocoronarien

Opération chirurgicale consistant dans le branchement d'un greffon artériel ou veineux sur une artère coronaire en amont et en aval d'un rétrécissement, ce qui permet de rétablir un flux sanguin normal.

Prophylaxie

Traitement ayant pour but d'éviter l'apparition ou l'aggravation d'une maladie.

Septicémie

Infection généralisée débutant à partir d'une porte d'entrée (cutanée, dentaire, etc.) avec de fréquents passages de germes dans le sang (le plus souvent bactérienne, mais pouvant être due à de microscopiques champignons comme le *Candida*).

Shunt

Communication sanguine anormale entre deux cavités cardiaques ou vasculaires (exemple : shunt atrial – communication entre les deux oreillettes).

Sinus de Valsalva

Portion initiale de l'aorte ascendante à proximité du ventricule gauche et qui permet aux sigmoïdes aortiques, lors de l'éjection cardiaque, de se plaquer contre la paroi aortique sans gêner l'éjection.

Syncope

Perte de connaissance totale, brutale et brève, spontanément réversible en une à deux minutes.

Thrombus

Caillot sanguin intravasculaire.

Végétations

Masses mobiles et friables appendues aux valves dans lesquelles se trouvent des bactéries, de la fibrine et des cellules sanguines.

FICHE 2 Rappel sur l'anatomie de la circulation cardiaque

Anatomie cardiaque

Structure

Le cœur est un organe musculaire situé dans le thorax. Il est composé de quatre cavités ▸ fig. 2.1 :

- **deux oreillettes** : oreillette droite (OD) et oreillette gauche (OG) ;
- **deux ventricules** : ventricule droit (VD) et ventricule gauche (VG).

La partie droite et la partie gauche du cœur sont séparées par une cloison nommée septum, interauriculaire entre les oreillettes et interventriculaire entre les ventricules.

Le cœur comporte quatre valves ayant pour rôle de contrôler le sens du flux sanguin en assurant l'absence de régurgitation de sang entre les cavités :

- l'OG et le VG sont séparés par la **valve mitrale** ;
- l'OD et le VD sont séparés par la **valve tricuspide** ;
- le VG et l'artère aorte sont séparés par la **valve aortique**. L'aorte permet d'apporter le sang oxygéné dans l'ensemble de l'organisme ;
- le VD et l'artère pulmonaire sont séparés par la **valve pulmonaire** ou **sigmoïdes pulmonaires**. L'artère pulmonaire permet au sang désoxygéné d'atteindre le poumon pour être réoxygéné.

fig. 2.1 ▸ Anatomie cardiaque.

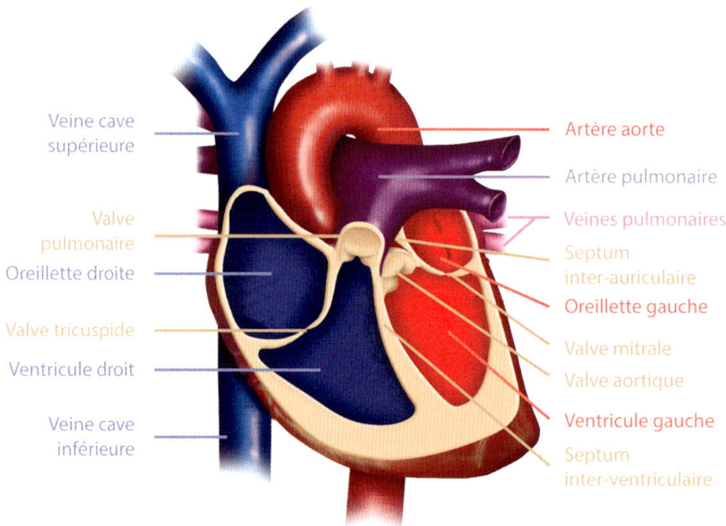

Illustration de Marie Schmitt.

Myocarde, endocarde et péricarde

Le cœur est composé de trois tuniques différentes :

- le **myocarde**, ou muscle cardiaque, est composé de cellules se contractant de façon automatique (**cardiomyocytes)**. Le myocarde est plus épais au niveau du VG (8-10 mm) qu'au niveau du VD (5 mm), et est encore plus mince au niveau des oreillettes (2 mm) ;
- l'**endocarde** est la couche de cellules la plus interne, tapissant l'intérieur des cavités cardiaques et des valves : elle est au contact du sang ;
- le **péricarde** est la couche séreuse la plus externe, enveloppe séreuse cardiaque composée de deux feuillets : un feuillet interne (**viscéral**) recouvrant directement la surface du myocarde et un feuillet externe (**pariétal**). Entre ces deux feuillets existe une cavité virtuelle contenant une très faible quantité de liquide sécrété par les cellules péricardiques, ce qui permet à ces deux feuillets de glisser l'un sur l'autre.

Grande et petite circulations

Les différents organes ont besoin d'oxygène et de nutriments pour fonctionner. Ces éléments sont apportés par la circulation artérielle ▸ fig. 2.2. Une fois passé dans les organes, le sang appauvri en oxygène et en nutriments est reconduit par le système veineux jusqu'à :

- la **veine cave inférieure**, qui draine les organes de la partie inférieure du corps et permet de rapporter de nouveaux nutriments dans la circulation sanguine (intestin, foie) ;
- la **veine cave supérieure**, qui draine les organes de la partie supérieure du corps.

fig. 2.2 ▸ Grande et petite circulations.

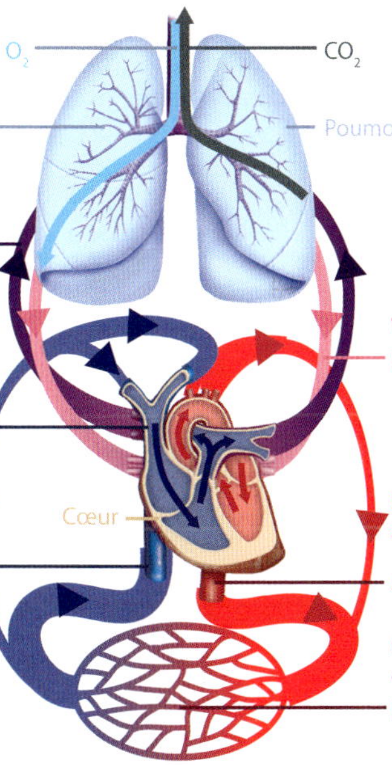

Illustration de Marie Schmitt.

Le sang des deux veines caves débouche dans l'OD puis dans le VD au travers de la **valve tricuspide**, puis est éjecté à travers la **valve pulmonaire** dans l'**artère pulmonaire** puis dans ses branches jusqu'aux poumons : c'est la **petite circulation**. Le sang va y être oxygéné au niveau des capillaires en contact avec les alvéoles pulmonaires.

Le sang oxygéné rejoint l'OG via les quatre **veines pulmonaires**, puis passe dans le VG en franchissant la **valve mitrale**, puis est éjecté dans l'artère aorte et ses branches à travers la **valve aortique** afin d'être acheminé vers les différents organes : c'est la **grande circulation**.

Aorte et ses branches

L'aorte prend naissance au niveau du VG après la valve aortique. Elle débute par le **sinus de Valsalva**, puis l'aorte ascendante, la crosse aortique et l'aorte descendante après l'isthme (zone jonctionnelle).

Plusieurs artères prennent naissance à partir de l'aorte :

- les **artères coronaires** vascularisant le myocarde ;
- les **troncs supra-aortiques** (TSA) débutant au niveau de la crosse aortique. Ils permettent une irrigation cérébrale (tronc brachiocéphalique, carotide primitive gauche, sous-clavière gauche).

L'aorte descendante se subdivise en plusieurs artères ▸ fig. 2.3 qui irriguent :

- le thorax ;
- les membres supérieurs : de façon symétrique, artères axillaires, puis humérales, cubitales et radiales ;
- le système digestif : tronc cœliaque, mésentérique ;

fig. 2.3 ▸ Artères du membre supérieur (A) et du membre inférieur (B).

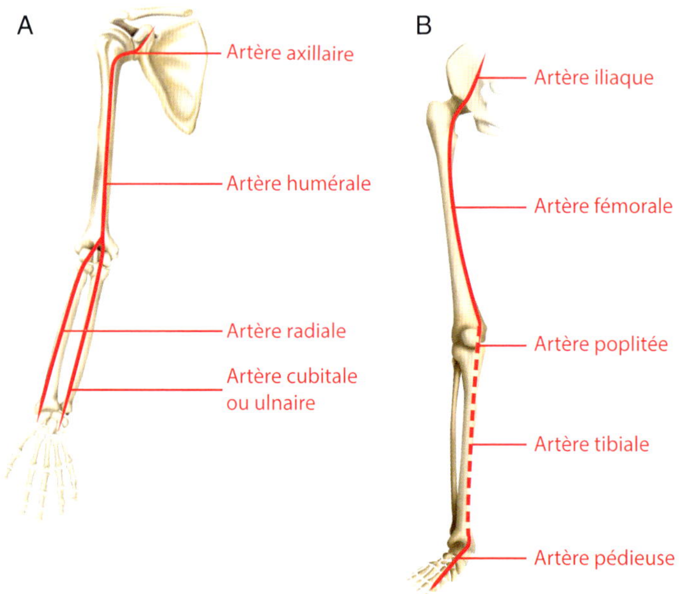

Illustration de Marie Schmitt.

- les reins ;
- l'appareil génital ;
- les membres inférieurs : de façon symétrique, artère iliaque interne, iliaque externe donnant la fémorale profonde puis la fémorale superficielle, la poplité, les tibiales.

Physiologie cardiaque

Cycle cardiaque

Le cycle cardiaque peut être divisé en deux phases : la **systole** et la **diastole**.

Systole

Elle correspond à l'**éjection** :

- du sang oxygéné du VG dans l'aorte via la valve aortique ;
- du sang appauvri en oxygène du VD dans le tronc de l'artère pulmonaire via la valve pulmonaire.

Lors de la systole, les **valves auriculoventriculaires** (VAV : mitrale et tricuspide) sont fermées afin d'éviter toute régurgitation de sang vers les oreillettes, tandis que les valves aortique et pulmonaire s'ouvrent par gradient de pression (VG-Aorte et VD-Artère pulmonaire).

Le temps de **contraction ventriculaire** comporte deux phases :

- la première est appelée **contraction isovolumétrique** : lorsque la contraction myocardique débute, les pressions intraventriculaires du VG et du VD sont inférieures à celles respectivement de l'aorte et de l'artère pulmonaire. Les deux valves sont fermées ;
- la deuxième phase est la phase d'**éjection** : les pressions intraventriculaires du VG et du VD deviennent supérieures à celles de l'aorte ou de l'artère pulmonaire et le sang est éjecté.

La fermeture des VAV est audible à l'auscultation clinique : elle correspond au premier bruit de l'auscultation cardiaque, appelé B1.

Diastole

Elle correspond au **remplissage ventriculaire** avec :

- un premier temps de **remplissage « passif »**, correspondant au passage de sang des oreillettes vers les ventricules après ouverture des VAV ;
- un deuxième temps de **remplissage « actif »** grâce à la contraction des oreillettes en fin de diastole, aussi appelé **systole auriculaire** ou systole atriale (en cas d'arythmie auriculaire comme la FA, celle-ci disparaît). Pendant ce temps, la valve aortique et la valve pulmonaire restent fermées.

fig. 2.4 ▸ Organisation du tissu nodal.

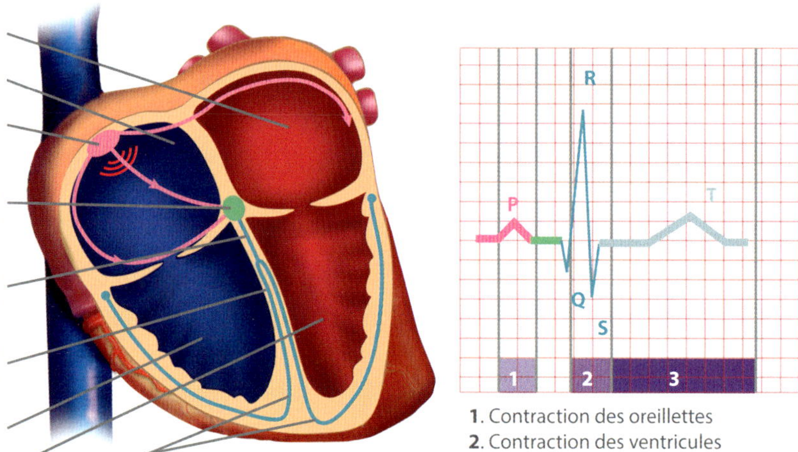

Illustration de Marie Schmitt.

Électrophysiologie cardiaque

Le cœur est formé de cellules nerveuses capables de transmettre un influx électrique et fonctionne de façon autonome ▸ fig. 2.4. L'influx nerveux provient d'un groupe de cellules situé dans l'OD appelé **nœud sinusal**. Le signal électrique dans ce premier nœud est transmis par les cardiomyocytes des oreillettes jusqu'au **nœud auriculoventriculaire**, situé à la jonction entre les deux oreillettes et les deux ventricules. Le signal électrique est alors bloqué dans le nœud sinusal pour permettre aux oreillettes de se contracter (période de 100 à 200 millisecondes) puis l'influx nerveux parvient aux ventricules grâce au **faisceau de His** situé dans le septum interventriculaire. Il parvient enfin au **réseau de Purkinje**, réseau de multiples fibres qui parcourt chaque ventricule.

Vascularisation cardiaque

Le myocarde est vascularisé par les artères coronaires : elles prennent naissance à la portion initiale de l'**aorte ascendante**, au niveau du **sinus de Valsalva**, et se remplissent de sang lors de la diastole, lorsque les sigmoïdes de la valve aortique sont fermés. On distingue deux artères coronaires ▸ fig. 2.5 :

- la **coronaire gauche** (CG), qui comprend un **tronc commun** (TC) se divisant en :
  - **artère interventriculaire antérieure** (IVA). L'IVA est composée de branches **diagonales** et **septales**, permettant la vascularisation du septum et de la paroi antérieure, de l'apex et d'une partie de la paroi latérale,
  - **artère circonflexe** (CX). La CX est composée de branches marginales, permettant la vascularisation de la paroi latérale et d'une partie de la paroi inférieure ;

fig. 2.5 ▸ **Vascularisation cardiaque.**

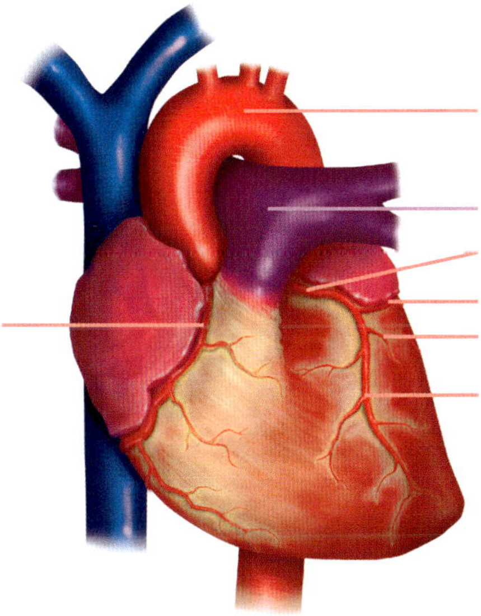

Illustration de Marie Schmitt.

- la **coronaire droite** (CD), qui permet la vascularisation de la paroi inféro-postérieure du myocarde et, grâce à une ramification, la vascularisation du VD.

FICHE 3 Épidémiologie, facteurs de risques et prévention

Facteurs de risques cardiovasculaires

Les facteurs de risques (FDR) cardiovasculaires sont des pathologies ou des comportements qui augmentent la possibilité de développer des complications cardiaques ou vasculaires. On les classe en deux groupes : les FDR modifiables et les FDR non modifiables.

Facteurs de risques modifiables

Les FDR modifiables peuvent être traités ou prévenus afin de diminuer le risque de complications cardiovasculaires :

- **hypercholestérolémie** : LDL (mauvais cholestérol) > 1,6 g/L ;
- **hypertension artérielle** (HTA) : TA > 140/90 mmHg avant 85 ans ou TA > 160/90 mmHg après 85 ans ;
- **diabète non insulinodépendant** ou **diabète insulinodépendant** : glycémie à jeun > 1,26 g/L
- **surpoids** (IMC > 25) : périmètre abdominal > 88 cm pour les femmes et > 102 cm pour les hommes ;
- **sédentarité** ;
- **stress** ;
- **syndrome d'apnées-hypopnées obstructives du sommeil** ;
- **tabac**.

Facteurs de risques non modifiables

Les facteurs de risques cardiovasculaires non modifiables sont :

- l'**âge** : > 40 ans pour les hommes et > 50 ans pour les femmes ;
- l'**hérédité cardiovasculaire** : ATCD vasculaire chez le père ou frère avant 55 ans et/ou chez la mère ou sœur avant 65 ans ;
- le **sexe** : les hommes sont plus à risque que les femmes avant la ménopause. Après la ménopause, les risques sont équivalents.

Athérosclérose

L'athérosclérose ▸ **tableau 3.1** est caractérisée par la présence de **dépôts lipidiques** au niveau des parois artérielles, appelés **plaques d'athérome**. Ces plaques d'athérome provoquent un rétrécissement du calibre artériel et peuvent être la source de rupture de plaque, qui entraîne l'apparition d'un **thrombus** par agrégation de **plaquettes** et de **facteurs de coagulation** (fiche 11).

Tableau 3.1 ▸ **Exemple d'artères touchées par l'athérosclérose et impact sur l'organisme.**

Artères pouvant être touchées par l'athérosclérose	Conséquences
Artères à destinée cérébrale	Accident vasculaire cérébral
Artères des membres inférieurs	Artériopathie chronique oblitérante des membres inférieurs (fiche 25)
Aorte	Formation d'anévrismes surtout fréquents sur l'aorte abdominale sous-rénale
Artères coronaires	Maladie coronaire : ▸ **Angor stable** → rétrécissement chronique (fiche 12) ▸ **IDM** → thrombose par rupture de plaque (fiche 10)
Artères rénales	Ischémie rénale
Artères digestives	Ischémie mésentérique

Prévention des maladies cardiovasculaires

Prévention primaire

Les patients présentant un ou des FDR cardiovasculaires bénéficieront d'une **prévention primaire** dont le rôle sera d'**éviter l'apparition** de cette complication :

- en **modifiant les attitudes à risque** ou en traitant les FDR modifiables ;
- en **surveillant l'apparition d'anomalies** vasculaires en cas de FDR non modifiables (génétique), par exemple par réalisation d'une épreuve d'effort, d'échographie des TSA, etc.

Prévention secondaire

Pour les patients ayant déjà subi un événement cardiovasculaire, une **prévention** dite **secondaire** sera mise en œuvre et sera d'autant plus stricte que son objectif est d'**éviter une récidive** ▸ tableau 3.2.

Tableau 3.2 ▸ **Prise en charge des FDR cardiovasculaires en préventions primaire et secondaire.**

FDR cardio-vasculaires	Identification	Changement à adopter dans les habitudes de vie	Traitement des FDR
Tabac	Interrogatoire	Sevrage tabagique	◗ Éducation thérapeutique et relation d'aide ◗ **Sur prescription** : substitution nicotinique
Alcool	Interrogatoire	Diminution ou arrêt de la consommation éthylique	◗ Éducation thérapeutique et relation d'aide ◗ Prévention des symptômes de sevrage ◗ **Sur prescription** : médicaments antabuses
Dyslipidémie	Bilan sanguin : LDL cholestérol et triglycérides	◗ Perte de poids ◗ Exercice physique régulier (minimum 30 minutes/jour) ◗ Alimentation faible en graisses ◗ Favoriser la consommation de poissons	**Sur prescription** : statines, fibrates (traitement des triglycérides, fiche 59)
Diabète	◗ Mesure de la **glycémie capillaire** ◗ Hémoglobine glyquée	◗ Perte de poids ◗ Régime pauvre en sucres	◗ ETP (fiche 65) ◗ **Sur prescription** : antidiabétiques oraux, insuline injectable
HTA (fiche 5)	Mesure de la **pression artérielle**	◗ Alimentation peu salée ◗ Exercice physique régulier	◗ Éducation thérapeutique ◗ **Sur prescription** : traitement antihypertenseur
Obésité	Poids	◗ Limiter les apports ◗ Exercice physique régulier	◗ Éducation thérapeutique ◗ Prise en charge multi-disciplinaire (diététicienne, RDV gastrologie, etc.)
Syndrome d'apnées-hypopnées obstructives du sommeil	Polysomno-graphie	◗ Éviter le surpoids et l'alcool ◗ Activité physique	◗ Orthodèse ◗ **Sur prescription** : appareil de ventilation nocturne

VOIR AUSSI

- FICHE 5 Hypertension artérielle
- FICHE 10 Prise en charge d'un patient présentant un syndrome coronarien aigu
- FICHE 11 Généralités sur les maladies coronariennes
- FICHE 12 Angor d'effort
- FICHE 25 Artériopathies oblitérantes des membres inférieurs
- FICHE 59 Hypolipémiants
- FICHE 65 Éducation thérapeutique
- FICHE 68 Enregistrement d'un électrocardiogramme
- FICHE 72 Échographies cardiovasculaires
- FICHE 73 Imageries cardiovasculaires

2

Situations cliniques prévalentes

Troubles de la tension artérielle

Situation abordant les sujets suivants

- Consultations en cardiologie
- Prise en charge d'un patient présentant de l'hypertension artérielle (fiche 5)
- Prise en charge d'un patient présentant de l'hypotension artérielle (fiche 6)
- Réalisation d'un électrocardiogramme (fiche 68)
- Identification des FDR cardiovasculaires (fiche 3)
- Évaluation et surveillance des traitements antihypertenseurs (fiche 55)
- Prise en charge de la douleur (fiche 61)

Présentation du cas clinique

Vous êtes infirmier aux consultations de cardiologie.

Vous accueillez ce jour Monsieur F. afin de réaliser un électrocardiogramme ainsi qu'une prise des paramètres vitaux avant le rendez-vous avec son cardiologue traitant pour une consultation de réévaluation thérapeutique. Il y a un mois, Monsieur F. avait été vu dans votre établissement pour un bilan cardiologique : un diagnostic d'hypertension artérielle a été posé.

Il a bien pris ses traitements au domicile ce matin selon la prescription médicale.

DOSSIER PATIENT

Présentation

Monsieur F., patient de 63 ans, a été vu en HDJ de cardiologie pour un bilan cardiaque le 17 septembre 2024. Il travaille comme restaurateur à son compte : il a repris une affaire il y a cinq ans et est toujours en activité à plein temps (horaires continus). Il s'y rend en moto et mange en horaires décalés, lorsqu'il a le temps, au sein de son établissement. Il ne cuisine jamais en dehors du travail. Monsieur F. ne pratique pas de sport, uniquement de la plongée sous-marine lors de ses voyages tous les deux ans. Il aime écouter de la musique et lire des polars.

Antécédents

- Accident de la voie publique en moto à l'âge de 25 ans : fractures multiples à la jambe droite sans séquelles.
- Tabagisme sevré depuis deux ans.

Traitement médical

Nicardipine LP 50 mg le matin depuis le 23/08/2024 (fiche 55).

Histoire de la maladie (tirée du compte-rendu du 23/08/2024)

- Entrée de Monsieur F. en HDJ de cardiologie pour un bilan cardiaque prescrit par son médecin traitant incluant un électrocardiogramme, un bilan sanguin, une échographie cardiaque et un test d'effort.
- Après son test d'effort, le patient présente une TA de 223/82 mmHg. Il est asymptomatique avec un pouls de 95 battements/minute. La NFS et l'ionogramme sanguin sont normaux. Administration d'un antihypertenseur (inhibiteur calcique, nicardipine – fiche 55).
- Après deux heures, diminution de la tension artérielle à 180/98 mmHg, apparition de céphalées. Prescription d'une perfusion pour administration de la nicardipine IVD et surveillance rapprochée de la tension artérielle.
- Réalisation de l'échographie cardiaque montrant une cardiomégalie avec une FEVG altérée (fiche 72).
- La tension artérielle se normalise vers 15 h 30 à 134/65 mmHg avec disparition des symptômes.
- Le médecin autorise la sortie du patient avec : traitement antihypertenseur, achat d'un tensiomètre pour contrôle à domicile, réalisation d'un holter tensionnel (mesure ambulatoire de pression artérielle ou MAPA) en externe et consultation avec un cardiologue pour suivi de sa tension artérielle et lecture des résultats dans un mois.

Conduite infirmière

- Accueil du patient avec recueil de données et prise des paramètres vitaux (fiche 4) :
  - taille : 1,70 m – poids : 95 kg – IMC : 32,9 (obésité modérée) ;
  - TA gauche : 166/96 mmHg – TA droite : 164/96 mmHg – pouls : 84 bpm – SAT : 99 % ;
  - EVS : 2 (céphalées depuis trois jours, plutôt matinales au réveil) ;
  - il n'a pas consulté son médecin traitant, car il n'y avait pas de rendez-vous disponible dans les jours suivants et il devait beaucoup travailler. Bonne observance thérapeutique, a pris ses médicaments ce matin. Contrôle de la tension artérielle au domicile plus ou moins régulier, augmentation de la tension artérielle il y a une semaine : le patient ne s'est pas inquiété, évoquant un stress professionnel.
- **Sur prescription,** administration d'un antihypertenseur et mise au repos dans un box de consultation durant une heure.
- Réévaluation de l'efficacité du traitement et de l'absence d'effet indésirable :
  - le patient se plaint de vertiges lorsqu'il se met en station debout ;
  - contrôle de la tension artérielle : 69/30 mmHg ;
  - appel au cardiologue pour hypotension artérielle, mise en position allongée, jambes surélevées.
- Préparation et information du patient sur la nécessité d'une hospitalisation en hôpital de semaine pour surveillance et réajustement par le médecin de son traitement antihypertenseur.

Évaluation clinique médicale

La recherche de l'étiologie de l'hypertension artérielle chronique du patient en consultation simple est complexe, car il s'agit plus d'hypothèse que de diagnostic étiologique. Le médecin demande une hospitalisation courte pour :

- interrogatoire pour recherche des FDR cardiovasculaires (fiche 3) ou prise de médicaments pouvant entraîner une HTA secondaire ;
- examen physique : auscultation pour souffle cardiaque ou souffles abdominaux, hypertrophie des reins, recherche des pouls fémoraux, etc. ;
- recherche biologique : surveillance par BS du sodium et du calcium jouant un rôle essentiel dans les échanges tissulaires (fiche 74) ;
- éliminer une hypotension orthostatique associée (fiche 6) ;
- rechercher une atteinte vasculaire, cardiaque, cérébrale ou rénale associée (fiche 5) par demande d'imageries (fiche 73) et d'échographies complémentaires (fiche 72), ECG (fiche 68), etc. ;
- surveillance de la bonne tolérance thérapeutique du patient et réévaluation de la bonne thérapeutique selon l'étiologie de la pathologie : hormonothérapie, **diurétiques** pour favoriser l'élimination rénale (fiche 57), **inhibiteurs de l'enzyme de conversion** (fiche 51), **bêtabloquants** ou encore **inhibiteurs calciques** (fiche 55).

VOIR AUSSI

- FICHE 3 Épidémiologie, facteurs de risques et prévention
- FICHE 4 Rappel sur la prise et les normes des paramètres vitaux
- FICHE 5 Hypertension artérielle
- FICHE 6 Hypotension artérielle
- FICHE 51 Traitements agissant sur l'angiotensine 1 et 2
- FICHE 55 Antiarythmiques
- FICHE 57 Diurétiques
- FICHE 61 Antalgiques
- FICHE 68 Enregistrement d'un électrocardiogramme
- FICHE 72 Échographies cardiovasculaires
- FICHE 73 Imageries cardiovasculaires
- FICHE 74 Principaux bilans sanguins et leurs intérêts en cardiologie

FICHE 4 Rappel sur la prise et les normes des paramètres vitaux

Généralités

La prise des paramètres vitaux est un soin qui apparaît dans le référentiel de compétences infirmières de 2009, faisant partie du rôle propre de l'IDE. Ce soin consiste à contrôler de manière régulière les manifestations d'une pathologie ainsi que les fonctions vitales du patient.

Selon l'article R. 4311-5 du Code de la santé publique (fiche 37), les paramètres vitaux sont le pouls, la pression artérielle, la fréquence respiratoire et la saturation en oxygène du sang, mais aussi le poids, la taille, la diurèse, la bandelette urinaire, la surveillance des selles, etc. En cardiologie, le contrôle de la tension artérielle, du pouls, de la température, de la diurèse, de la fréquence respiratoire et de la saturation en oxygène permet d'évaluer l'état de santé général du patient et d'identifier rapidement les signes d'un problème d'ordre cardiaque ou d'une urgence vitale.

Rappel : depuis 2005, l'aide-soignant est aussi habilité à mesurer les paramètres vitaux en utilisant les outils spécifiques et à réaliser les courbes de surveillance et la traçabilité s'y rapportant.

Normes des paramètres vitaux

Pouls

Le pouls correspond au **nombre de battements** que le cœur effectue en une minute. On parle de **bradycardie** lorsque le pouls est inférieur à la valeur normale et de **tachycardie** si le rythme cardiaque est au-dessus des valeurs normales ▸ tableau 4.1.

Tableau 4.1 ▸ Norme du pouls chez l'adulte au repos.

	Bradycardie	Pouls normal	Tachycardie
Battements/min	< 55	55-100	> 101

Rappel : chez les enfants, la norme est plus haute que chez l'adulte (environ 100 battements par minute et 120 battements par minute pour un enfant de moins de 1 an).

Température

La température est un paramètre vital important à surveiller. Elle indique la **température corporelle** du patient et peut être prise en auriculaire, en axiale, rectale, buccale ou encore avec un thermomètre frontal. L'organisme doit se trouver à une température d'environ **36,9 °C** afin de fonctionner de manière optimale ▸ fig. 4.1.

fig. 4.1 ▸ Norme de la température.

A. Hypothermie sévère : risque de mort – Danger pour le système cardiovasculaire et neurologique, ralentissement des fonctions vitales, risque de coma. **B. Hypothermie modérée :** extrémités froides et grises. La personne présente des troubles de la parole, de l'attention et de la mémoire ainsi qu'une altération de la mobilité, une asthénie importante. **C. Hypothermie faible :** frissons, chair de poule, fourmillements dans les membres, raideur des muscles. **D. Apyrexie :** l'organisme est à la température adéquate pour un fonctionnement optimal. **E. État subfébrile/Fébricule :** transpiration accrue, accélération du pouls, sensation de chaleur. **F. Hyperthermie ou pyrexie :** frissons, céphalées, gêne à la lumière, transpiration importante, pâleur, perte d'appétit, nausées, crampes. **G. Hyperthermie sévère :** risque de santé majeur – Convulsions, trouble de la conscience, confusion ou délire, risque de coma ou d'état de choc, déshydratation, thrombopénie.

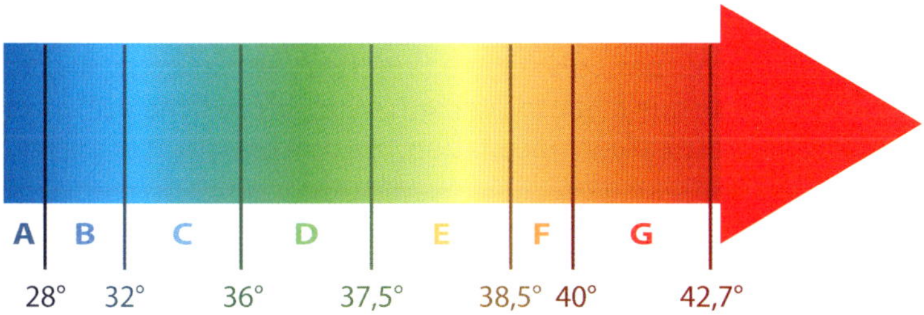

Illustration de Marie Schmitt.

Rappel : la température doit être prise sans effort physique préalable (celui-ci augmentant la température corporelle), dans un environnement à température ambiante (pas de douche froide préalable, pas de couverture ou de chauffage dans les chambres, etc.), et ce afin que la mesure soit fiable.

Tension artérielle

La tension artérielle est la mesure de la **pression exercée** par le sang sur les **parois de l'artère** : elle se mesure en millimètre de mercure (mmHg). Elle est représentée par deux nombres : le premier est appelé **pression systolique** et le second **pression diastolique** ▸ tableau 4.2. Ils représentent la pression des artères à deux phases différentes de la contraction cardiaque (fiche 2).

Tableau 4.2 ▸ Norme de la tension artérielle selon l'Organisation mondiale de la santé.

	Pression systolique	Pression diastolique
Hypotension artérielle	< 90 mmHg	< 60 mmHg
Tension artérielle optimale	90-139 mmHg	60-89 mmHg
Hypertension artérielle modérée	140-179 mmHg	90-109 mmHg
Hypertension artérielle sévère	> 180 mmHg	> 110 mmHg

Rappel : afin que les valeurs enregistrées soient correctes, il est important de réaliser ce soin assis ou couché avec au préalable un repos de dix minutes, sauf exception (test d'hypotension orthostatique, test d'effort, etc.).

Saturation du sang en oxygène

La saturation en oxygène est le pourcentage représentant **le taux de fixation de l'oxygène sur l'atome ferreux de l'hémoglobine**. Idéalement de 100 %, on parle de désaturation lorsque la valeur de la saturation est **inférieure à 93 %**, le risque principal étant l'ischémie (souffrance cellulaire) résultant d'un apport insuffisant d'oxygène aux différents tissus du corps humain. La saturation est mesurée à l'aide d'un capteur capillaire (saturomètre) ou par une **prise de sang** (gaz du sang – fiche 40) chez un patient au repos.

En cas d'**hypoxie**, un traitement **sur prescription** par **oxygénothérapie** peut être mis en place. L'oxygène peut s'administrer par voie nasale (lunettes) ou par voies nasale et buccale (masque sans réserve, masque à haute concentration, etc. – fiche 42), mais aussi par ventilation artificielle (respirateur, intubation) ou encore par circulation extracorporelle (ECMO).

Rappel : les patients ayant une insuffisance respiratoire chronique ou BPCO ont un objectif de saturation en oxygène bas, c'est-à-dire compris entre 88 et 92 %. La capacité pulmonaire du patient étant réduite, le corps est habitué à fonctionner avec moins d'oxygène et à être hypercapnique (concentration élevée du sang en CO_2). En cas d'apport en oxygénothérapie supérieur à 3 L/min, l'hypoxie peut être brutalement corrigée, entraînant par réflexe l'arrêt de la ventilation et l'aggravation de l'hypercapnie, ce qui peut résulter en un arrêt cardio-circulatoire.

VOIR AUSSI

- FICHE 2 Rappel sur l'anatomie de la circulation cardiaque
- FICHE 37 Cadre légal encadrant les soins infirmiers en service cardiovasculaire
- FICHE 40 Réalisation d'une gazométrie artérielle
- FICHE 42 Ventilation non invasive

FICHE 5 Hypertension artérielle

Définition

L'hypertension artérielle est une **augmentation de la pression** exercée par le sang sur les artères (fiche 4). Cette pathologie touche 40 % des personnes de plus de 65 ans et 90 % des plus de 90 ans.

Causes

L'augmentation de la pression artérielle peut avoir de nombreuses causes (fiche 3) :

- l'âge : plus une personne est âgée, plus le risque d'HTA est important, car les artères se raidissent ;
- des facteurs environnementaux : tabagisme, alimentation riche en sel, consommation de réglisse, stress, consommation éthylique importante, obésité, sédentarité, hypercholestérolémie ;
- un dysfonctionnement hormonal : les glandes surrénales peuvent agir sur la pression artérielle, notamment en cas de tumeur médullosurrénale ;
- des effets secondaires médicamenteux : pilule contraceptive, cortisone, amphétamine, agents vasoconstricteurs ;
- une dysfonction rénale : mauvaise élimination du sel qui provoque une augmentation de la tension ;
- des facteurs génétiques.

Symptômes et signes

Dans la majorité des cas, l'hypertension artérielle est **asymptomatique**, ce qui rend difficile son diagnostic. Lorsque l'HTA est sévère, le patient peut présenter :

- des **céphalées**, surtout matinales ;
- des **vertiges** ;
- des **bourdonnements d'oreilles** ;
- une **asthénie** ;
- des **troubles visuels** ;
- des **palpitations**.

Complications

Au niveau cardiaque

Le VG doit augmenter la force avec laquelle il expulse le sang puisque la pression artérielle est plus élevée. Cette surcharge de travail peut provoquer une **hypertrophie des cardiomyocytes** afin d'augmenter sa force contractile : on parle d'**hypertrophie cardiaque** (fiche 16). L'hypertrophie des cellules cardiaques entraîne une augmentation du temps et de la distance de diffusion de l'oxygène au sein du myocarde puisque la taille des cardiomyocytes augmente alors que le nombre de vaisseaux capillaires reste constant.

Le patient devient à ce moment **dyspnéique à l'effort** et peut présenter des **douleurs thoraciques** du fait de l'ischémie cellulaire. Sans prise en charge de l'hypertension, le cœur se fatigue à long terme et une **insuffisance cardiaque** peut s'installer (fiche 13), ainsi que des **arythmies atriales** (extrasystoles atriales, FA, flutter atrial – fiches 7 et 8) ou des ESV.

Au niveau vasculaire

L'ensemble des artères du corps subit l'augmentation du flux sanguin, ce qui favorise l'**artériosclérose**. Touchant au long terme l'ensemble de la circulation sanguine, l'HTA peut être compliquée d'une artériopathie oblitérante des membres inférieurs ou **AOMI** (fiche 25) ou d'atteinte coronaire : **angine de poitrine** (fiche 11) et/ou **IDM** (fiche 10).

Rappel : ne pas confondre artériosclérose et athérosclérose. L'artériosclérose est un durcissement des artérioles alors que l'athérosclérose est un dépôt lipidique dans les artères.

Au niveau neurologique

La fragilisation des artères due à l'augmentation de la pression sanguine intra-artérielle multiplie par quatre le risque d'**AVC**. L'altération de la circulation sanguine peut aussi rendre l'oxygénation du cerveau insuffisante et provoquer des **démences** ou des **troubles de la mémoire**.

Au niveau rénal

Le développement de **fibrose** provoque le rétrécissement des artères. Le débit sanguin étant plus important, les reins n'arrivent plus à correctement filtrer le sang au niveau des glomérules. Les conséquences sont la **rétention d'eau**, l'**hyponatrémie** et la dégradation de la fonction rénale : c'est l'**insuffisance rénale chronique**.

Autres complications

Des dommages au niveau de la rétine peuvent finir par entraîner des **troubles de la vision** ou encore la **cécité**.

Conduite infirmière et conseils au patient

- Mettre le patient **au repos**, en position allongée.
- Évaluer la **douleur**, contrôler les autres paramètres vitaux et chercher les facteurs favorisants. Contrôler la tension artérielle aux deux bras et considérer le bras où la mesure est la plus haute (recherche d'une asymétrie tensionnelle).
- Contrôler la **diurèse** du patient : un globe vésical peut causer une hypertension artérielle.
- Prévenir le médecin.
- **Sur prescription** : administrer un traitement antihypertenseur et un antalgique si céphalées
- Arranger l'environnement afin de le rendre propice au repos (mise dans le noir si céphalées avec gêne à la lumière).
- Recontrôler la tension artérielle à distance et surveiller les symptômes.
- Conseiller le patient sur les mesures hygiénodiététiques pouvant normaliser la tension artérielle : de l'**exercice physique** (trente minutes de sport par jour), un **suivi diététique** (limitation des apports en sel), l'**arrêt du tabac** et de l'**alcool** ainsi qu'un **contrôle du poids**.

Attention ! Si le patient présente une dissection aortique ou en cas de suspicion (fiche 27), la pression systolique ne doit pas dépasser **120 mmHg** afin de limiter le risque de déchirure.

VOIR AUSSI

- FICHE 3 **Épidémiologie, facteurs de risques et prévention**
- FICHE 4 **Rappel sur la prise et les normes des paramètres vitaux**
- FICHE 7 **Fibrillation auriculaire**
- FICHE 8 **Troubles du rythme et de la conduction**
- FICHE 10 **Prise en charge d'un patient présentant un syndrome coronarien aigu**
- FICHE 11 **Généralités sur les maladies coronariennes**
- FICHE 13 **Insuffisance cardiaque**
- FICHE 16 **Cardiomyopathie hypertrophique**
- FICHE 25 **Artériopathies oblitérantes des membres inférieurs**
- FICHE 27 **Dissection aortique**

FICHE 6 Hypotension artérielle

Définition

L'hypotension artérielle est une **diminution de la pression artérielle** (fiche 4). Il faut différencier le contexte de survenue entre :

- les **hypotensions orthostatiques** (contexte particulier et connu du patient – syncope vasovagale) ou **positionnelles** ;
- les **hypotensions** dans le cadre d'une **pathologie aiguë** pouvant mettre le pronostic vital en jeu. Elle s'associe à une **hypoperfusion périphérique** ou des organes (état de choc septique ou cardiogénique, choc hémorragique, anaphylactique, etc.).

Causes

La baisse de la pression artérielle peut avoir diverses causes :

- un changement brusque de position (**hypotension orthostatique**) : le cerveau reçoit soudainement peu de sang (hypoxie) ;
- la prise d'un **traitement hypotenseur** ou la prise de **drogues** sont fréquemment associées à des chutes tensionnelles (symptomatiques ou non) ;
- les **effets secondaires** d'un traitement : diurétiques (fiche 57), antiarythmiques (fiche 55), psychotropes, etc. ;
- un **état de choc** : anaphylactique, hémorragique, septique, hypovolémique, cardiogénique (fiche 15) ;
- une déshydratation ;
- une **hypothyroïdie** ;
- une **carence** en potassium ou en sodium (fiche 74) ;
- une **anémie ;**
- une **insuffisance surrénale** ;
- un repas copieux ;
- un **trouble du rythme ou de la conduction** (fiche 8) ;
- une **embolie pulmonaire** (fiche 29).

Symptômes et signes

L'hypotension artérielle peut être symptomatique. Les symptômes sont généralement :

- des **vertiges** positionnels ou une **perte de connaissance** liée à la baisse brutale de la perfusion cérébrale ;
- un trouble de la parole ;
- des bourdonnements ;

- une **pâleur** ;
- un trouble de la vision (voile) ;
- une **faiblesse physique**.

Complications

L'hypotension artérielle peut se compliquer d'une **perte de connaissance** du fait de la baisse d'apport sanguin au niveau du cerveau qui ne reçoit donc plus assez d'oxygène. Le cas le plus fréquent est la **syncope vasovagale**, favorisée par une hyperactivité du système parasympathique. Elle est fréquente chez certains patients qui sentent venir le malaise (cela survient souvent dans une atmosphère confinée). Le patient tombe à terre, et la tête revenant au même niveau que le cœur, le cerveau est de nouveau correctement perfusé. Le patient reprend conscience rapidement, mais **le risque de traumatisme dû à la chute** est non négligeable.

Conduite infirmière

En cas d'hypotension artérielle soudaine

- Vérifier l'état de conscience du patient.
- Si le patient est inconscient : vérifier la présence de pouls et mettre le patient en position latérale de sécurité (PLS) avant d'appeler le médecin.
- Si le patient est conscient : l'**allonger** pour diminuer l'hypoperfusion cérébrale et lui **surélever les jambes** avant de prévenir le médecin de façon à ce que le cerveau soit « réalimenté » en sang.
- Si cause de l'hypotension connue, **traiter l'étiologie** : arrêt **sur prescription** des diurétiques, compression d'une hémorragie.
- **Sur prescription** : réhydratation par voie périphérique (fiche 39), administration d'électrolytes par voie intraveineuse.
- Surveiller les **paramètres vitaux** (fiche 4).
- Si la tension ne remonte pas malgré le changement de position, appeler le médecin : **mise en jeu du pronostic vital dans le cadre d'une pathologie aiguë**.
- Surveiller l'absence de traumatisme ou de blessure suite à la baisse de tension.
- **Sur prescription** : administrer des vasopresseurs pour traiter l'hypotension artérielle.
- Sur le long terme, le port de **bas antithrombose** prévient le risque d'hypotension orthostatique en évitant une augmentation brutale du volume vasculaire en sang dans les jambes au détriment du cerveau. Un traitement médicamenteux vasoconstricteur peut aussi être prescrit pour traiter l'hypotension chronique lorsqu'elle est liée à une dysautonomie vasculaire nerveuse.

Cas particulier

Chez un patient présentant une hypotension artérielle avec **malaise au changement de position**, le médecin peut vous demander de réaliser un test d'hypotension orthostatique. Celui-ci permet de savoir si l'hypotension est dite orthostatique, c'est-à-dire **due au changement de position du patient**, le passage en position debout pouvant entraîner une baisse de tension et une apparition des symptômes qui disparaissent lorsque le patient s'allonge.

Réalisation du test d'hypotension orthostatique ou test de Schellong

- Laisser le patient allongé, au repos durant au moins cinq minutes.
- Mesurer la tension artérielle.
- Demander au patient de se lever. L'aider si besoin.
- Mesurer immédiatement la pression artérielle à la mise en position debout, puis au bout d'une minute et enfin au bout de trois minutes (sauf en cas de malaise du patient lors de la position debout).
- Si la pression systolique **diminue de 20 mmHg** ou la pression diastolique de 10 mmHg, le test est considéré comme positif.
- Informer le médecin du résultat afin de mettre en place un traitement adapté (bas de contention, hydratation, lever progressif, éviter la position debout prolongée).
- Le médecin réalise la fiche de suivi de l'examen pour une prise en charge post-examen optimale.

VOIR AUSSI

- FICHE 4 Rappel sur la prise et les normes des paramètres vitaux
- FICHE 8 Troubles du rythme et de la conduction
- FICHE 15 Choc cardiogénique
- FICHE 29 Embolie pulmonaire
- FICHE 37 Cadre légal encadrant les soins infirmiers en service cardiovasculaire
- FICHE 39 Pose d'une voie veineuse périphérique
- FICHE 55 Antiarythmiques
- FICHE 57 Diurétiques
- FICHE 74 Principaux bilans sanguins et leurs intérêts en cardiologie

Troubles du rythme et de la conduction cardiaque

Situation abordant les sujets suivants

- Unité de soins intensifs de cardiologie
- Prise en charge d'un patient présentant un trouble du rythme (fiches 7 et 8)
- Évaluation et surveillance des traitements antiarythmiques

Présentation du cas clinique

Vous êtes infirmier en unité de soins intensifs de cardiologie. Vous accueillez ce jour Madame E., 57 ans, amenée par le SAMU directement dans sa chambre. Vous prenez en charge la patiente tout au long de la journée, de son arrivée jusqu'à 19 h (fin de votre service).

DOSSIER PATIENT

Présentation

Madame E., patiente de 57 ans, est hospitalisée en USIC pour malaise avec perte de connaissance (PC) et découverte de FA mal tolérée. Arrivée sur son lieu de travail ce matin, Madame E. a ressenti un malaise avec prodromes à type de palpitations, vertiges et sueurs froides avant de perdre connaissance durant une minute. Après avoir été accompagnée au sol par ses collègues lui évitant tout traumatisme physique, les symptômes ont disparu sauf les palpitations qui ont persisté. Le SAMU a été appelé sur les lieux et, après la réalisation d'un ECG qui s'est avéré modifié, s'est mis en relation avec le cardiologue de garde de l'USIC pour admission de la patiente dans le service pour examens complémentaires et réduction de la FA.

Antécédents

- Tabagisme actif depuis quatorze ans à hauteur de 10 paquets-année.
- Hypercholestérolémie.

Traitement médical

Traitement hypolipémiant une fois par jour (fiche 59).

Histoire de la maladie

Ce matin, la patiente a ressenti de fortes palpitations au niveau du thorax alors qu'elle s'était installée à son bureau après avoir bu un café, palpitations qui n'ont pas cessé malgré la mise au repos et ont entraîné une perte de connaissance au passage en position debout. Ses collègues ont appelé les secours qui, une fois sur place, ont pris ses paramètres vitaux et ont observé une tachycardie. La réalisation d'un ECG a montré une modification et le diagnostic a été posé par le médecin du SAMU. Il a par la suite contacté le cardiologue de garde de l'hôpital de secteur pour avis. Le cardiologue décide d'hospitaliser la patiente en USIC pour surveillance devant une tachycardie atriale. La patiente ressent toujours des palpitations à 10 h, heure de son transfert dans votre service.

Conduite infirmière

- 10 h : accueil de la patiente avec recueil de données et information sur le déroulement de son hospitalisation.
  - Taille : 1,62 m – poids : 54 kg – IMC : 20,6 (corpulence normale).
  - TA : 129/70 mmHg – pouls : 154 bpm – SAT : 100 % – température : 36,2 °C.
  - À son arrivée, la patiente angoisse, car « c'est la première fois qu'elle sent son cœur battre si vite pendant quatre heures, sans interruption ».
- **Sur prescription,** réalisation d'un ECG (ECG modifié montrant une fibrillation atriale – fiche 68), réalisation d'une prise de sang avec dosage de la troponine et ionogramme sanguin (fiche 38 – troponine négative, ionogramme dans les normes), pose du scope multiparamètres (fiche 48 – fibrillation atriale observée par le médecin en continu dès la pose, avec un rythme cardiaque moyen de 150 bpm).
- 13 h : après résultats du bilan sanguin (ionogramme), **sur prescription,** vous administrez une demi-ampoule de digoxine (fiche 56) prescrite par le médecin et surveillez ses paramètres vitaux de manière rapprochée. Au bout de trente minutes, vous réalisez **sur prescription** un nouvel ECG (rythme ralenti à 90 bpm, mais toujours arythmie). Le médecin prévoit une ETT dans l'après-midi devant une amélioration de la tolérance de la patiente.
- 18 h : introduction des bêtabloquants le soir même, avec une prescription de bisoprolol 1,25 mg une fois par jour (fiche 55). Le rythme repasse en sinusal dans la soirée.
- Le lendemain, le médecin autorise la patiente à retourner à son domicile avec une prescription des traitements commencés en USIC (bisoprolol et anticoagulant oral NACO). Elle doit retourner voir un cardiologue de ville dans deux semaines et sera convoquée dans un mois pour prise en charge de sa FA par cardioversion (fiche 9).

Évaluation clinique médicale

Face à un patient présentant un passage en FA, le médecin recherchera :

- sur l'électrocardiogramme, après identification du tracé de FA et écartement de diagnostic différentiel (flutter atrial – fiche 8), des signes de cardiopathies ou de trouble de la repolarisation ventriculaire ;
- par interrogatoire du patient, les symptômes précurseurs du trouble du rythme afin d'estimer la durée de l'arythmie (palpitations, asthénie, dyspnée, etc.), l'absence de complications en lien avec la FA (AVC, OAP, insuffisance cardiaque, ischémie cardiaque, défaillance hémodynamique) ;
- par examen physique : auscultation pour écarter une valvulopathie (bruit de galop), une hyperthyroïdie, auscultation pulmonaire ;

- par recherche biologique : surveillance par BS du potassium, de la fonction rénale et hépatique, bilan hématologique et de l'hémostase avant introduction de thérapeutiques (fiche 74) ;
- une cardiomégalie ou anomalie morphologique par radiographie thoracique (fiche 73) et ETT ± ETO (fiche 72) ;
- un traitement par anticoagulant oral (fiche 49) pour réduction (cardioversion – fiche 9) ou ralentissement de la FA selon étiologie et/ou contre-indications aux anticoagulants ;
- l'efficacité du traitement médicamenteux : à défaut, si la FA est mal tolérée, une indication à une réduction de la FA par choc électrique externe peut être indiquée (fiche 9).

À distance, le médecin demandera un test d'effort diagnostique ainsi qu'un holter rythmique pour rechercher des récidives post-traitement et prescrira un traitement au long court.

VOIR AUSSI

FICHE 7	**Fibrillation auriculaire**
FICHE 8	**Troubles du rythme et de la conduction**
FICHE 9	**Traitement des troubles du rythme et de la conduction**
FICHE 38	**Réalisation d'une prise de sang**
FICHE 48	**Pose et surveillance de monitorage cardiaque**
FICHE 49	**Anticoagulants**
FICHE 55	**Antiarythmiques**
FICHE 56	**Digitaliques**
FICHE 59	**Hypolipémiants**
FICHE 68	**Enregistrement d'un électrocardiogramme**
FICHE 72	**Échographies cardiovasculaires**
FICHE 73	**Imageries cardiovasculaires**
FICHE 74	**Principaux bilans sanguins et leurs intérêts en cardiologie**

FICHE 7 Fibrillation auriculaire

Définition

La fibrillation atriale, ou fibrillation auriculaire (FA), est le trouble du rythme le plus fréquent : il s'agit d'une **hyperexcitabilité désordonnée des oreillettes** (environ 300 bpm). Les oreillettes perdent leur fonction contractile, ce qui provoque une stagnation du sang (fiche 2) qui se manifeste par un tracé montrant des QRS irréguliers, sans onde P visualisée ▸ fig. 7.1. En cas de FA, le médecin a soit la possibilité de réduire la FA, soit la possibilité de la ralentir.

fig. 7.1 ▸ ECG montrant une fibrillation atriale.

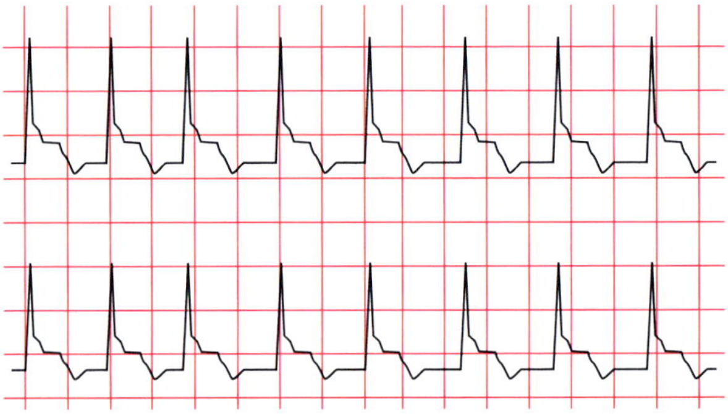

Illustration de Marie Schmitt.

Causes

La FA est souvent découverte de manière fortuite et permet de déceler une pathologie sous-jacente. Les principaux facteurs de risques sont :

- les **FDR cardiovasculaires**: HTA, hypercholestérolémie, etc. (fiche 3) ;
- le sexe : la FA est plus fréquente chez **les hommes** que chez les femmes ;
- une **cardiopathie valvulaire** aiguë ou chronique (fiches 20 et 23) : 50 % des patients ayant une cardiopathie chronique présentent une FA paroxystique ;
- une **hyperthyroïdie**.

Symptômes et signes

La FA peut être **asymptomatique** ou symptomatique. Dans les **signes évocateurs** de la FA, on retrouve :

- malaise avec possible perte de connaissance (syncope) ;
- pâleur ;
- palpitations plus ou moins longues ;
- angoisse ;

- asthénie ;
- possible hypotension ou douleur thoracique.

L'arythmie est perceptible à la prise de pouls et à l'auscultation par le médecin. Toutefois, la prise de pouls radiale ne permet pas de mesurer correctement la fréquence cardiaque, car lors d'un cycle cardiaque court, le débit diminue et l'afflux de sang diminue à l'artère radiale (donc pas de battement radial). **La prise de pouls radiale sera donc faussée**, tout comme la prise du pouls **par saturomètre au doigt**.

Complications

Si la FA n'est pas traitée ou n'est pas diagnostiquée, elle peut avoir pour complication :

- une **insuffisance cardiaque ou valvulaire**. Elle peut être la cause ou la complication de la FA. Le cœur ayant présenté une tachycardie prolongée, il peut sur le long terme développer une **dilatation des cavités cardiaques** (particulièrement des oreillettes) et aggraver une **fuite valvulaire** (tricuspidienne – fiches 21 et 24) ;
- une **complication thrombo-embolique**, notamment un risque augmenté d'**AVC**, du fait du risque de migration de thrombus au départ de l'OG, ou d'**embolie pulmonaire** (migration à partir de l'OD).

Des complications en lien avec les **thérapeutiques** peuvent aussi être retrouvées, notamment les anticoagulants (fiche 49) ou les antiarythmiques (fiche 55).

Conduite infirmière

- **Sur prescription**, poser une VVP (fiche 39) avec, si besoin, injection de **digoxine** (fiche 56).
- **Traiter la symptomatologie** : mise au repos, réassurance et relation d'aide pour atténuer l'angoisse du patient. **Sur prescription**, antidouleurs si douleur thoracique, surélévation des membres inférieurs en position allongée si hypotension artérielle.
- **Sur prescription**, administrer digitaliques, bêtabloquants, antiarythmiques et anticoagulants, notamment AVK ou NACO, surveiller les effets indésirables.
- Préparer et informer le patient de la réalisation par le médecin d'une exploration par ETT (fiche 72).
- ETP (fiche 65) concernant le mode de vie à adopter : limiter l'alcool, les sports de combat, respecter la prescription médicale en veillant à la prise des thérapeutiques de manière régulière et en sachant repérer les effets indésirables.
- Le médecin peut décider d'une **ablation de la fibrillation atriale** (fiche 9) pour éviter les traitements médicaux au long cours ou d'un choc électrique externe si instabilité hémodynamique : le cas échéant, préparer et informer le patient (fiche 9). L'ablation du nœud auriculoventriculaire peut être envisagée dans des cas particuliers (fiche 9), elle entraîne un BAV complet, d'où la nécessité d'une **pose de pacemaker** simultanée (fiche 44).
- Si contre-indication aux anticoagulants ou risque hémorragique, une **fermeture de l'auricule gauche** (fiche 9) peut être envisagée pour diminuer le risque de formation de thrombus intra-auriculaire.

VOIR AUSSI

- FICHE 2 Rappel sur l'anatomie de la circulation cardiaque
- FICHE 3 Épidémiologie, facteurs de risques et prévention
- FICHE 9 Traitement des troubles du rythme et de la conduction
- FICHE 20 Insuffisance aortique
- FICHE 21 Rétrécissement aortique
- FICHE 23 Insuffisance mitrale
- FICHE 24 Rétrécissement mitral
- FICHE 39 Pose d'une voie veineuse périphérique
- FICHE 44 Pose d'un pacemaker ou d'un défibrillateur automatique interne
- FICHE 49 Anticoagulants
- FICHE 55 Antiarythmiques
- FICHE 56 Digitaliques
- FICHE 65 Éducation thérapeutique
- FICHE 72 Échographies cardiovasculaires

FICHE 8 Troubles du rythme et de la conduction

La fibrillation atriale est le trouble le plus fréquent, mais il existe d'autres troubles du rythme, symptomatiques ou visibles sur un tracé d'ECG.

Flutter atrial

Le flutter atrial présente la même étiologie que la FA et peut entraîner les mêmes complications (fiche 7). C'est une tachycardie qui se différencie de la FA par l'apparition d'une **onde en forme de « toit d'usine » après le complexe QRS** typique du flutter ▸ fig. 8.1.

fig. 8.1 ▸ **ECG montrant un flutter atrial.**

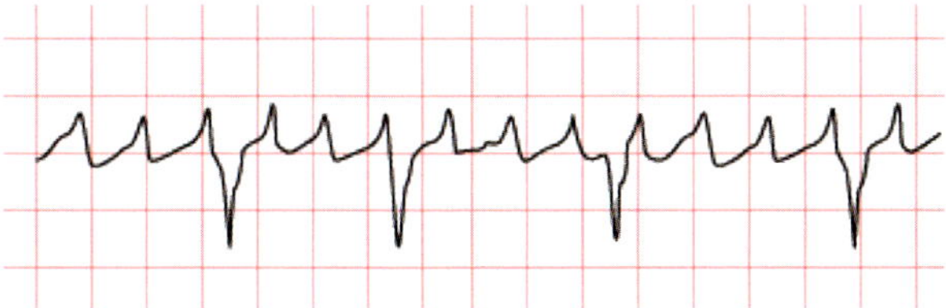

Illustration de Marie Schmitt.

Traitement

- Ablation de flutter par **stimulation de l'OD** (fiche 9).
- **Sur prescription** : traitement médicamenteux (fiche 9).

Flutter ventriculaire/fibrillation ventriculaire (FV)

Le flutter ventriculaire se présente comme une **tachycardie** à plus de 250 bpm où l'on **ne parvient plus à différencier les différents complexes** ▸ fig. 8.2, le ventricule se **contractant anarchiquement**, ce qui empêche d'obtenir un débit cardiaque efficace. Celui-ci se complique dans la majeure partie des cas en **fibrillation ventriculaire**.

La fibrillation ventriculaire se manifeste par un tracé totalement **désorganisé**, anarchique, sur lequel on ne distingue **ni l'onde P ni le complexe QRS** ▸ fig. 8.2. Elle entraîne un **arrêt cardiorespiratoire : il s'agit alors d'une urgence vitale** nécessitant un choc électrique externe (fiche 41).

fig. 8.2 ▸ **ECG montrant un flutter ventriculaire et une fibrillation ventriculaire.**

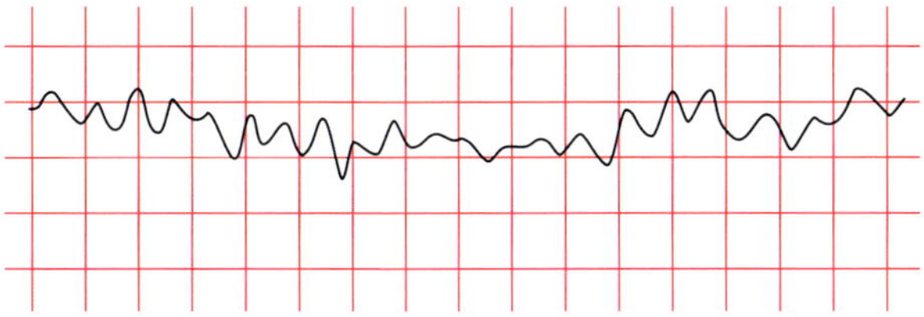

Illustration de Marie Schmitt.

Étiologie

- Hypokaliémie.
- Décompensation cardiaque (fiche 13).
- SCA (fiche 10).
- Cardiopathie.

Complications

- Brûlures cutanées suite à un CEE.
- Risque de décès.

Traitement

- Administration d'un choc électrique externe par le médecin, pouvant être répété si besoin (fiche 41).
- Traitement de la cause de la FV.

Tachycardie ventriculaire

La tachycardie ventriculaire (TV) donne un **tracé régulier, rapide**, avec des complexes **QRS larges** ▸ fig. 8.3. Elle peut se manifester par des palpitations ou encore une syncope.

fig. 8.3 ▸ ECG montrant une tachycardie ventriculaire.

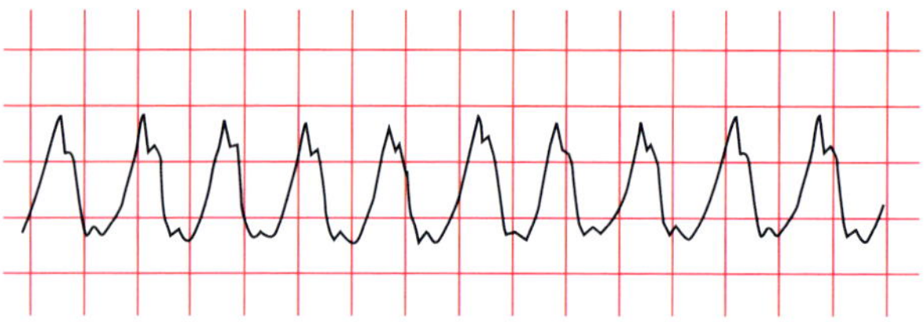

Illustration de Marie Schmitt.

Étiologie

- Toutes les cardiopathies, mais majoritairement ischémiques (fiche 17).
- Hypokaliémie sévère.

Complications

Perte de connaissance ou syncope pouvant évoluer vers de la FV, entraînant un arrêt cardiaque (fiche 40).

Traitement

- Cardioversion ou ablation par radiofréquence (fiche 9).
- **Sur prescription** : administration d'antiarythmiques (fiche 55), traitement de la cause.

Bloc auriculoventriculaire

Il s'agit d'un trouble de la **conduction entre les oreillettes et les ventricules**. Il se manifeste sur l'ECG par des **ondes P bloquées**, avec des pauses ventriculaires de longueurs variables.

Étiologie

- IDM (fiche 10).
- Endocardite (fiche 31).
- Surdosage médicamenteux.
- Fibrose.

Complications

- Syncope.
- Insuffisance cardiaque (fiche 13).
- Risque de mort subite.

Traitement

- **Sur prescription** : injection d'atropine. Si inefficace, perfusion d'isoprénaline (fiche 54).
- Si BAV persistant, pose d'une SEES (fiche 43). Si absence d'amélioration, pose d'un pacemaker (fiche 44).

Torsades de pointe

Elles se manifestent à l'ECG par une **tachycardie** à complexes larges avec des **pointes qui s'inversent régulièrement de sens** (haut et bas, aspect d'accordéon, ▸ fig. 8.4). C'est une forme particulière de tachycardie ventriculaire.

fig. 8.4 ▸ ECG montrant une torsade de pointe.

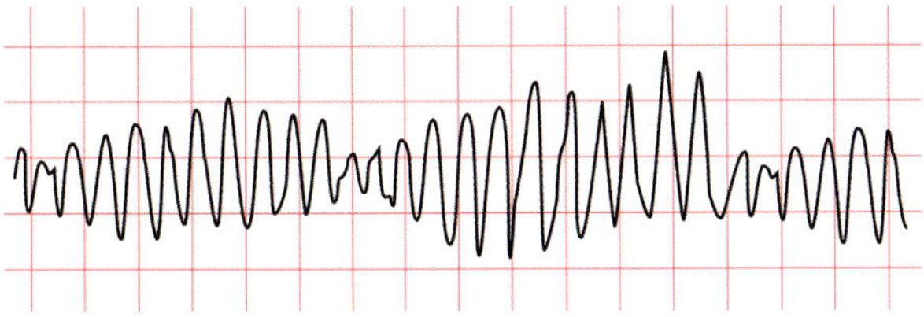

Illustration de Marie Schmitt.

Étiologie

- Bradycardie.
- BAV.
- Hypokaliémie.
- Traitement par certains antiarythmiques (fiche 55).

Signes

Les signes cliniques sont souvent mal tolérés : important malaise général (lipothymie) ou des syncopes répétées.

Complications

- Possible fibrillation ventriculaire.
- ACR (fiche 41).

Traitement

- **Sur prescription** : pose d'une perfusion IV afin de supplémenter en potassium et en magnésium (magnésium pour arrêter le trouble du rythme).
- Pose d'une SEES (fiche 43).

Rappel : préparer une perfusion d'isoprénaline (fiche 54) et la laisser en attente (indication d'administration si le rythme cardiaque diminue sous 90 bpm).

Tachycardie jonctionnelle

La tachycardie jonctionnelle est une activation simultanée des oreillettes et des ventricules qui résulte d'un retour électrique dans les oreillettes (dans le NAV). C'est un rythme régulier, rapide (plus de 180 bpm) avec des QRS fins ▸ **fig. 8.5**.

fig. 8.5 ▸ ECG montrant une tachycardie jonctionnelle.

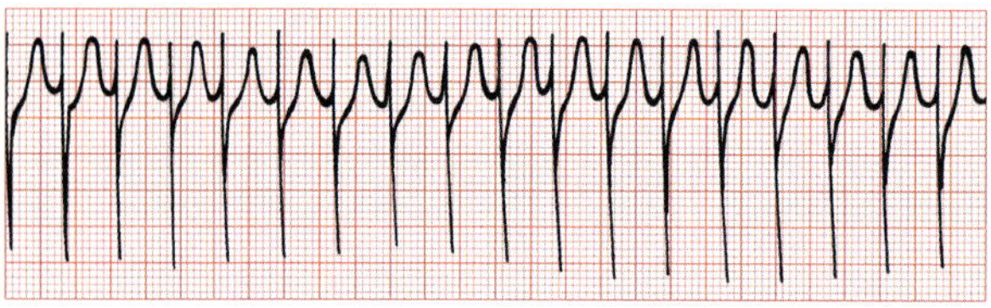

Source : Hampton JR, Hampton J. *L'ECG facile*, 3e édition. Elsevier Masson SAS, 2023.

Étiologie

- Maladie de Bouveret.
- Syndrome de Wolff-Parkinson-White.

Signes

- Palpitations.
- Malaise lipothymique.

Traitement

- Réduction par le médecin par manœuvres vagales : compression sinocarotidienne, manœuvre de Valsalva, etc.
- **Sur prescription** : réduction médicamenteuse par antiarythmique (adénosine – fiche 55) sous surveillance par monitoring continu.
- Ablation par radiofréquence (fiche 9).

Rappel : lors d'une réduction médicamenteuse, toujours préparer une seringue d'atropine (fiche 54) et la laisser en attente (indication d'administration si le rythme diminue de façon trop importante après administration de l'antiarythmique).

Asystolie

Il s'agit d'une **perte totale de l'activité mécanique** cardiaque ▸ fig. 8.6

Rappel : une dissociation électromécanique se présente comme une asystolie au niveau clinique. Elle entraîne une **absence de pouls**, bien que l'activité cardiaque électrique persiste. Sa prise en charge est la même (réanimation cardiaque – fiche 41), mais l'ECG permet d'identifier la présence de complexes QRS très lents (fiche 68).

fig. 8.6 ▸ ECG montrant une asystolie.

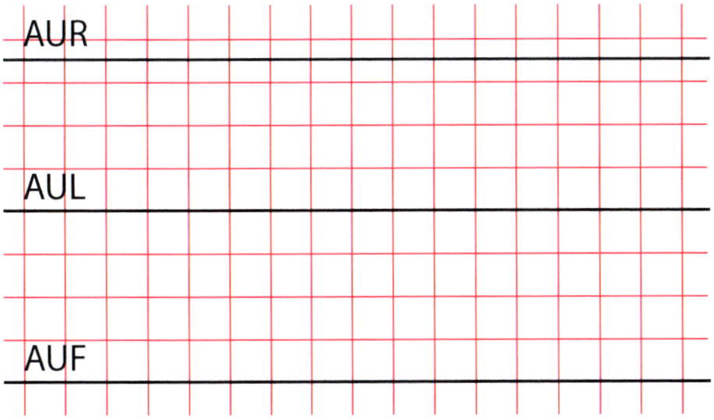

Illustration de Marie Schmitt.

Étiologie

- Arrêt circulatoire.
- Fibrillation ventriculaire.
- Intoxication médicamenteuse ou environnementale.

Complications

Risque de décès.

Traitement

Réanimation cardiorespiratoire avec choc électrique réalisé par le médecin (fiche 41).

VOIR AUSSI

- FICHE 7 Fibrillation auriculaire
- FICHE 9 Traitement des troubles du rythme et de la conduction
- FICHE 10 Prise en charge d'un patient présentant un syndrome coronarien aigu
- FICHE 13 Insuffisance cardiaque
- FICHE 17 Cardiomyopathie dilatée
- FICHE 31 Endocardite
- FICHE 41 Prise en charge de l'arrêt cardiorespiratoire
- FICHE 43 Sonde d'entraînement électrosystolique externe
- FICHE 44 Pose d'un pacemaker ou d'un défibrillateur automatique interne
- FICHE 54 Agents inotropes positifs
- FICHE 55 Antiarythmiques
- FICHE 68 Enregistrement d'un électrocardiogramme

FICHE 9 Traitement des troubles du rythme et de la conduction

Le traitement médicamenteux des troubles du rythme par **bêtabloquants**, **anti-arythmiques** (fiche 55) ou **anticoagulants** (fiche 49) n'est pas toujours efficace.

Cardioversion ou choc électrique externe (CEE)

Le CEE est une méthode de régulation du rythme cardiaque efficace à plus de 90 %, réalisée sous AG pour éviter la douleur. Il consiste à réaliser un **choc électrique** entre 200 et 600 joules grâce à des patchs ou avec des palettes placées sur la poitrine du patient : en traversant le cœur, le choc **interrompt l'arythmie** et **rétablit un rythme sinusal**.

Rappel : en cas de TV ou de fibrillation ventriculaire et donc face à une situation d'urgence vitale, le choc électrique est réalisé directement en chambre, sans AG (fiche 41) et sans tenir compte des contre-indications.

Indications

- FA (fiche 7).
- Flutter (fiche 8).
- Tachycardie ou fibrillation ventriculaire (fiche 8).

Contre-indications

- Insuffisance cardiaque aiguë.
- Thrombose (fiche 28) ou embolie (fiche 29).
- Hypokaliémie.

Effets indésirables

- Brûlures cutanées.
- Risque d'accident thrombo-embolique (surtout AVC) dû à la migration d'un caillot sanguin des cavités cardiaques.
- Échec de réduction des troubles du rythme.
- Risque de décès.

Situations prévalentes – Cardiologie

Conduite infirmière et conseils au patient

Avant le CEE

- Vérifier l'identité du patient (nom, prénom, date de naissance, concordance dossier/bracelet d'identification).
- Récupérer le consentement du patient sauf en cas de contexte d'urgence vitale (patient inconscient), après explications de l'examen par le médecin, et l'informer de la mise à jeun six heures avant la cardioversion.
- Préparer physiquement le patient : aide à la dépilation thoracique et dorsale et à la douche antiseptique le matin avant CEE.
- Réaliser un dossier pour l'examen incluant la consultation d'anesthésie, le consentement éclairé du patient, une demande de cardioversion signée par le médecin, le dernier bilan biologique du patient, la liste des traitements pris dernièrement.
- **Sur prescription**, poser une VVP (fiche 39), administrer une dose de charge d'amiodarone, réaliser un ECG le matin avant CEE (si ECG sinusal, CEE annulé – fiche 68).

Durant le CEE, en salle de cardioversion (si examen programmé)

- Vérifier l'identité du patient (nom, prénom, date de naissance, sexe) et la concordance avec les étiquettes du patient et son bracelet d'identification.
- Rassurer le patient afin de prévenir son anxiété – risque de malaise vagal.
- Vérifier la bonne préparation cutanée du patient, le dossier du patient et l'arrêt des traitements contre-indiqués.
- Surveiller les paramètres vitaux (fiche 4) et le tracé du monitorage durant tout l'examen (risque de dyspnée, bradycardie, TV, ESV, etc.).
- Surveiller la bonne anesthésie du patient en collaboration avec l'anesthésiste présent.
- Préparer le matériel nécessaire au cardiologue tout au long de l'examen.
- **Sur prescription**, administrer les traitements nécessaires prescrits par le médecin.
- Remplir la fiche de suivi de l'examen qui trace l'ensemble de la procédure pour une prise en charge post-examen optimale et effectuer la traçabilité dans le dossier du patient.

Après le CEE

- Surveiller les paramètres vitaux du patient (fiche 4), l'absence d'effets indésirables des anesthésiants et de signes de complication.
- **Sur prescription**, réaliser un ECG afin de vérifier le rythme cardiaque du patient (fiche 68).
- Laisser le patient au repos les premières heures, aide au premier lever.

Rappel : il est nécessaire d'arrêter tout digitalique 48 heures avant la cardioversion (fiche 56) et les antidiabétiques le jour de la mise à jeun.

Ablation par radiofréquence

L'ablation par radiofréquence consiste en l'**introduction percutanée** d'une sonde de radiofréquence via une veine périphérique (le plus souvent fémorale) jusqu'à l'intérieur du cœur via la veine pulmonaire afin de **cautériser** une partie du cœur et stopper la communication électrique.

Rappel : si intervention au niveau du **nœud auriculoventriculaire** (NAV), indication d'implantation d'un pacemaker (fiche 44).

Indication

- Arythmie supraventriculaire : FA (fiche 7), flutter auriculaire (fiche 8), tachycardie atriale.
- Tachycardie jonctionnelle : maladie de Bouveret, syndrome de Wolff-Parkinson-White (fiche 8).
- Arythmie ventriculaire : ESV, TV (fiche 8).

Effets indésirables

- Risque infectieux et hémorragique, notamment au niveau du point de ponction.
- Douleur thoracique.
- Perforation cardiaque par la sonde.
- Pneumothorax.
- BAV.

Conduite infirmière et conseils au patient

Avant l'ablation par radiofréquence

- Vérifier l'identité du patient (nom, prénom, date de naissance, concordance dossier/bracelet d'identification).
- Récupérer le consentement du patient après explications du médecin et l'informer de la mise à jeun six heures avant l'ablation par radiofréquence.
- Réaliser un dossier pour l'examen incluant la consultation d'anesthésie, le consentement éclairé du patient, une demande de procédure par radiofréquence, le dernier bilan biologique du patient, un ECG récent, la liste des traitements pris dernièrement.
- Préparer physiquement le patient : aide à la dépilation en short au niveau des plis de l'aine, du pubis et des cuisses, douche antiseptique le matin de l'examen.
- **Sur prescription**, poser une VVP (fiche 39), administrer les anticoagulants prescrits par le médecin (fiche 49), réaliser un INR si prise d'AVK (objectif entre 2-3 et 3-4 selon indication thérapeutique – fiche 74).

Après l'ablation par radiofréquence

- Surveiller les paramètres vitaux (fiche 4) du patient et les effets indésirables : vertiges, palpitations, dyspnée, douleur, conscience, etc.
- Réaliser un ECG pour surveiller le rythme cardiaque et prévenir les complications rythmiques (fiche 68) : il peut arriver qu'au cours de l'intervention, une plaque d'athérome se décroche ou bien qu'une artère soit lésée au passage de la sonde.
- Surveiller le point de ponction : hématome, saignement, signes d'infection, présence du pouls.
- **Sur prescription**, repos strict au lit six heures après l'intervention, aide au premier lever, reprise du traitement médical habituel du patient et du régime alimentaire selon protocole du service.
- Expliquer les mesures de prévention des risques au patient : complications allergiques, hydratation importante pour éliminer le produit de contraste du corps.

Rappel : il est nécessaire d'arrêter tout digitalique (fiche 56) et tout antidiabétique le jour de l'ablation par radiofréquence.

Fermeture de l'auricule gauche (FAG)

La FAG est une procédure chirurgicale percutanée permettant de remonter un guide via la veine fémorale droite jusque dans l'OD et d'atteindre l'OG en perçant le septum interatrial. L'**implantation d'une prothèse** dans l'OG obture l'auricule gauche – cavité qui est en prolongation de l'OG, dans laquelle stagne le sang et où la plupart des caillots des oreillettes se forment – et **empêche ainsi la formation de thrombus** et leur migration (AVC).

Indication

FA d'origine non valvulaire avec contre-indication stricte à un traitement anticoagulant.

Effets indésirables

- Hématome ou hémorragie au point de ponction.
- Douleur thoracique.
- Perforation cardiaque par la sonde.
- Tamponnade (fiche 34).
- IDM (fiche 10).

Conduite infirmière et conseils au patient

Avant la procédure de FAG

- Vérifier l'identité du patient (nom, prénom, date de naissance, concordance dossier/bracelet d'identification).
- Récupérer le consentement du patient après explications du médecin et l'informer de la mise à jeun six heures avant la procédure.
- Réaliser un dossier pour l'examen incluant la consultation d'anesthésie, le consentement éclairé du patient, une demande de FAG remplie par le médecin, le dernier bilan biologique du patient, un ECG récent, la liste des traitements pris dernièrement.
- Préparer physiquement le patient : aide à la dépilation en short au niveau des plis de l'aine, du pubis et des cuisses, douche antiseptique le matin de l'examen.
- **Sur prescription**, pose d'une VVP (fiche 39).

Après la procédure de FAG

- Surveiller les paramètres vitaux du patient (fiche 4) et les effets indésirables : vertiges, palpitations, dyspnée, douleur, etc.
- Réaliser un ECG afin de prévenir les complications rythmiques (fiche 68) : il peut arriver qu'au cours de l'intervention, une plaque d'athérome se décroche ou bien qu'une artère soit lésée au passage de la sonde.
- Surveiller le point de ponction : hématome, saignement, signes d'infection, présence du pouls.
- Expliquer les mesures de prévention des risques au patient : complications allergiques, hydratation importante pour éliminer le produit de contraste du corps.
- **Sur prescription**, repos strict au lit six heures après la procédure afin d'éviter le risque hémorragique du fait de la ponction fémorale, reprise du traitement médical habituel du patient le jour même et du régime alimentaire selon procédure de service.

VOIR AUSSI

- FICHE 4 Rappel sur la prise et les normes des paramètres vitaux
- FICHE 7 Fibrillation auriculaire
- FICHE 8 Troubles du rythme et de la conduction
- FICHE 10 Prise en charge d'un patient présentant un syndrome coronarien aigu
- FICHE 28 Thrombose veineuse
- FICHE 29 Embolie pulmonaire
- FICHE 34 Tamponnade
- FICHE 39 Pose d'une voie veineuse périphérique
- FICHE 41 Prise en charge de l'arrêt cardiorespiratoire
- FICHE 44 Pose d'un pacemaker ou d'un défibrillateur automatique interne
- FICHE 49 Anticoagulants
- FICHE 55 Antiarythmiques
- FICHE 56 Digitaliques
- FICHE 68 Enregistrement d'un électrocardiogramme
- FICHE 74 Principaux bilans sanguins et leurs intérêts en cardiologie

Maladies coronaires

Situation abordant les sujets suivants

- Unité de soins intensifs de cardiologie
- Prise en charge d'un patient suite à une coronarographie (fiche 69)
- Prise en charge d'un patient présentant un SCA (fiche 10)
- Identification des FDR cardiovasculaires (fiche 3)
- Prise en charge de la douleur (fiche 61)
- Évaluation et surveillance des traitements vasodilatateurs

Présentation du cas clinique

Vous êtes infirmier en unité de soins intensifs de cardiologie. Vous accueillez ce jour Monsieur G., 60 ans. Il a ressenti une vive douleur thoracique à son réveil à 6 h 45, qui a motivé l'appel de son fils aux secours. Le SAMU s'est rendu sur place et a décidé du transfert de Monsieur G. directement en salle de cathétérisme pour réaliser une coronarographie, qui a permis de diagnostiquer un infarctus aigu du myocarde avec sus-décalage du ST et troponine positive (SCA ST+ Tropo +).

Deux heures plus tard, vous accueillez le patient dans sa chambre en USIC pour surveillance aiguë post-coronarographie : il est amené par les brancardiers de l'hôpital et le cardiologue de garde.

DOSSIER PATIENT

Présentation

Monsieur G. est au chômage depuis deux ans suite à la fermeture administrative de la société où il était employé comme vendeur. Monsieur G. est divorcé, il a un fils de 28 ans qui vit avec lui, avec qui il partage sa passion du cyclisme qu'ils pratiquent ensemble trois heures par semaine. Il présente depuis quelques semaines des douleurs thoraciques lors des balades en vélo qui l'obligent à écourter les séances : il pensait à un gros « point de côté ».

Antécédents

- Hypercholestérolémie (fiche 3).
- HTA (fiche 5).

Traitement médical

- Rosuvastatine 10 mg le soir (fiche 59).
- Urapidil 60 mg matin et soir (fiche 52).

Histoire de la maladie

- 6 h 45 : appel du fils de Monsieur G. au SMUR : son père s'est réveillé avec une violente douleur thoracique transfixiante (lançant jusque dans le dos), avec une sensation de pression sur sa cage thoracique.

- 7 h 03 : arrivée du SMUR au domicile de Monsieur G. Patient conscient, allongé en position demi-assise dans son lit, toujours douloureux avec une EN à 9/10. ECG réalisé sur place.
- 7 h 15 : **sur prescription**, pose d'une VVP (fiche 39) et réalisation d'un bilan sanguin (fiche 38) avec ionogramme et dosage de la troponine : troponine augmentée avec hypokaliémie (fiche 74).
- 7 h 20 : **sur prescription**, prise en charge de la douleur (fiche 61). Administration d'un dérivé nitré oral (fiche 53) pour calmer la douleur de Monsieur G., injection en IVD d'acide acétylsalicylique (effet antiagrégant – fiche 50) et d'énoxaparine selon poids du patient (fiche 49).
- 7 h 30 : transport du patient en urgence à l'hôpital pour coronarographie exploratoire.
- 8 h 10 : arrivée du patient en salle de coronarographie. Patient présentant une lésion monotronculaire sur la coronaire droite (fiche 69) traitée par angioplastie (fiche 63) avec implantation d'un stent actif sur l'interventriculaire moyenne.

ECG de Monsieur G. fait par le SAMU à son domicile.

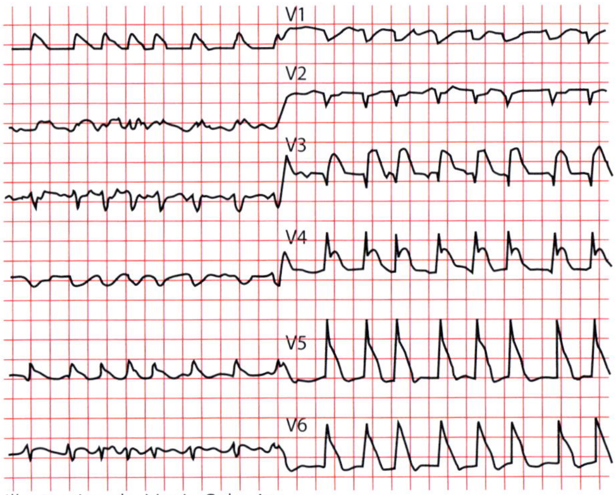

Illustration de Marie Schmitt.

Conduite infirmière

- Accueil du patient avec recueil de données et information sur le déroulement de son hospitalisation :
  - taille : 1,85 m – poids : 84 kg – IMC : 28 (IMC normale) ;
  - TA : 142/65 mmHg – pouls : 104 bpm – SAT : 100 % – température : 36,8 °C.
- Surveillance du point de ponction de la coronarographie : pansement compressif en radial droit ne présentant pas de saignement ni d'hématome – EN 2/10
- **Sur prescription**, surveillance de la VVP obturée, réalisation d'un ECG (fiche 68), pose d'un scope de surveillance (fiche 48) pour mesure continue des paramètres vitaux (fiche 4), mise au repos strict au lit durant 24 heures.

Évaluation clinique médicale

Le diagnostic de SCA ST+ ayant été posé, le médecin de l'USIC aura pour objectif de :

- rechercher l'étiologie du SCA : athérome coronaire, FDR cardiovasculaires (fiche 3) pouvant favoriser des spasmes coronaires, dissection aortique (fiche 27), traumatisme, etc. ;
- surveiller l'absence de complications : auscultation clinique (signes d'insuffisance cardiaque ou de souffle), radiographie thoracique (cardiomégalie – fiche 73), surveillance des marqueurs inflammatoires, ETT (épanchement péricardique, insuffisance mitrale, anévrisme, etc. – fiche 72) ;
- surveiller l'activité électrique cardiaque par réalisation d'ECG 18 dérivations répétés (fiche 68) ;
- vérifier la bonne reperfusion myocardique après angioplastie ou thrombolyse par recherche biologique : surveillance par BS de la troponine, des CPK, du syndrome inflammatoire biologique (fiche 74) ;
- mettre en place des traitements médicamenteux : bêtabloquants (fiche 55), aspirine (fiche 50), anticoagulants sauf contre-indication (fiche 49) ;
- organiser le suivi et la sortie du patient avec notamment la possibilité de port d'un défibrillateur portatif ou d'implantation d'un défibrillateur (fiche 44) et réadaptation cardiovasculaire (fiche 64).

VOIR AUSSI

- FICHE 3 **Épidémiologie, facteurs de risques et prévention**
- FICHE 5 **Hypertension artérielle**
- FICHE 10 **Prise en charge d'un patient présentant un syndrome coronarien aigu**
- FICHE 27 **Dissection aortique**
- FICHE 38 **Réalisation d'une prise de sang**
- FICHE 39 **Pose d'une voie veineuse périphérique**
- FICHE 44 **Pose d'un pacemaker ou d'un défibrillateur automatique interne**
- FICHE 48 **Pose et surveillance de monitorage cardiaque**
- FICHE 49 **Anticoagulants**
- FICHE 50 **Antiagrégants plaquettaires**
- FICHE 52 **Alphabloquants**
- FICHE 53 **Dérivés nitrés et activateurs potassiques**
- FICHE 55 **Antiarythmiques**
- FICHE 59 **Hypolipémiants**
- FICHE 61 **Antalgiques**
- FICHE 63 **Angioplastie transluminale et pose de stents**
- FICHE 64 **Réadaptation cardiaque**

FICHE 68 Enregistrement d'un électrocardiogramme
FICHE 69 Coronarographie
FICHE 72 Échographies cardiovasculaires
FICHE 73 Imageries cardiovasculaires
FICHE 74 Principaux bilans sanguins et leurs intérêts en cardiologie

FICHE 10

Prise en charge d'un patient présentant un syndrome coronarien aigu

Définition

Le syndrome coronarien aigu (SCA) est une obturation d'une ou plusieurs artères coronaires (fiche 2). L'arrêt de la circulation sanguine empêche une partie du myocarde d'être oxygénée, ce qui entraîne la mort cellulaire : c'est l'**infarctus du myocarde**. Il y a deux types de SCA :

- SCA avec élévation du segment ST à l'ECG, aussi appelé SCA ST+. La modification du segment ST à l'ECG est souvent liée à l'obstruction totale d'une artère coronaire : c'est l'**infarctus du myocarde** ;
- SCA sans élévation du segment ST à l'ECG : si la troponine est normale, ce type de modification à l'ECG est assimilé à l'angine de poitrine, aussi appelée **angor instable**. Si la troponine est augmentée, c'est un SCA non ST+ ou SCA ST−.

Causes

- Obturation par accumulation de plaques d'athérome sur les parois de l'artère (athérosclérose – fiche 3), favorisée par les FDR cardiovasculaires.
- Obturation par formation d'un caillot sanguin suite à un décollement de la paroi d'un vaisseau d'une plaque de cholestérol. Le caillot, appelé aussi « thrombus », en arrivant dans les coronaires, obstrue la circulation.

Rappel : une personne peut développer un SCA à tout moment de la journée, sans élément déclencheur.

Symptômes et signes

- Douleur thoracique, souvent située au niveau du sternum.
- Sensation d'oppression.
- Dyspnée.
- Sueurs importantes.

Rappel : chez la femme, les symptômes peuvent être différents (douleurs thoraciques et cervicales, douleur vive à l'inspiration, fatigue, nausées, etc.) Chez les patients diabétiques, la douleur peut aussi se situer au niveau épigastrique.

Complications

Le SCA ST+ est un **infarctus du myocarde**. En cas de non-perfusion du myocarde, les cellules myocardiques meurent et **libèrent des enzymes** et/ou des **protéines** myocardiques dans le sang : ce sont les **troponines** (fiche 74). Les complications les plus fréquentes sont :

- un trouble du rythme ventriculaire (fiche 8) pouvant entraîner une **perte de connaissance** et/ou une **mort subite** : le tissu cardiaque n'est plus oxygéné et ne peut plus se contracter au maximum. Le cœur peut s'arrêter et entraîner l'**arrêt cardiorespiratoire** (fiche 40) ;
- une insuffisance cardiaque (fiche 13) ;
- une arythmie (fiche 8) ;
- une valvulopathie, ou fuite valvulaire (fiches 20 et 23) ;
- une rupture cardiaque : le myocarde étant fragilisé suite au SCA, il peut se fissurer.

Conduite infirmière

Une douleur thoracique peut être le symptôme d'une **urgence vitale**, qui nécessite des examens complémentaires afin de déterminer sa gravité immédiatement.

- Accueillir le patient et réaliser le **recueil de données**, identifier les symptômes et signes de gravité, mettre le patient au repos strict, appeler le médecin.
- Contrôler les **paramètres vitaux** (fiche 4) : FC, fréquence respiratoire, TA aux deux bras, SAT, température, douleur.
- Vérifier la présence d'une VVP (point de ponction non inflammatoire, débit de perfusion, reflux sanguin). Si pas de voie ou voie non fonctionnelle, **sur prescription**, poser une nouvelle VVP (fiche 39).
- **Sur prescription**, réaliser un bilan sanguin (fiche 38) et un ECG à 18 dérivations (fiche 68), poser un monitorage cardiaque pour surveillance de complications (fiche 48).
- **Sur prescription**, administrer les traitements antiagrégants plaquettaires (fiche 50) et/ou anticoagulants (fiche 49), bêtabloquants (fiche 55), antalgiques (fiche 61) si besoin. Traiter les FDR cardiovasculaires (fiche 3).
- Si urgence et indication, préparation du patient pour coronarographie immédiate (fiche 69) ou information sur coronarographie dans les jours suivant l'hospitalisation.

fig. 10.1 ▸ Conduite à tenir en cas de douleur thoracique.

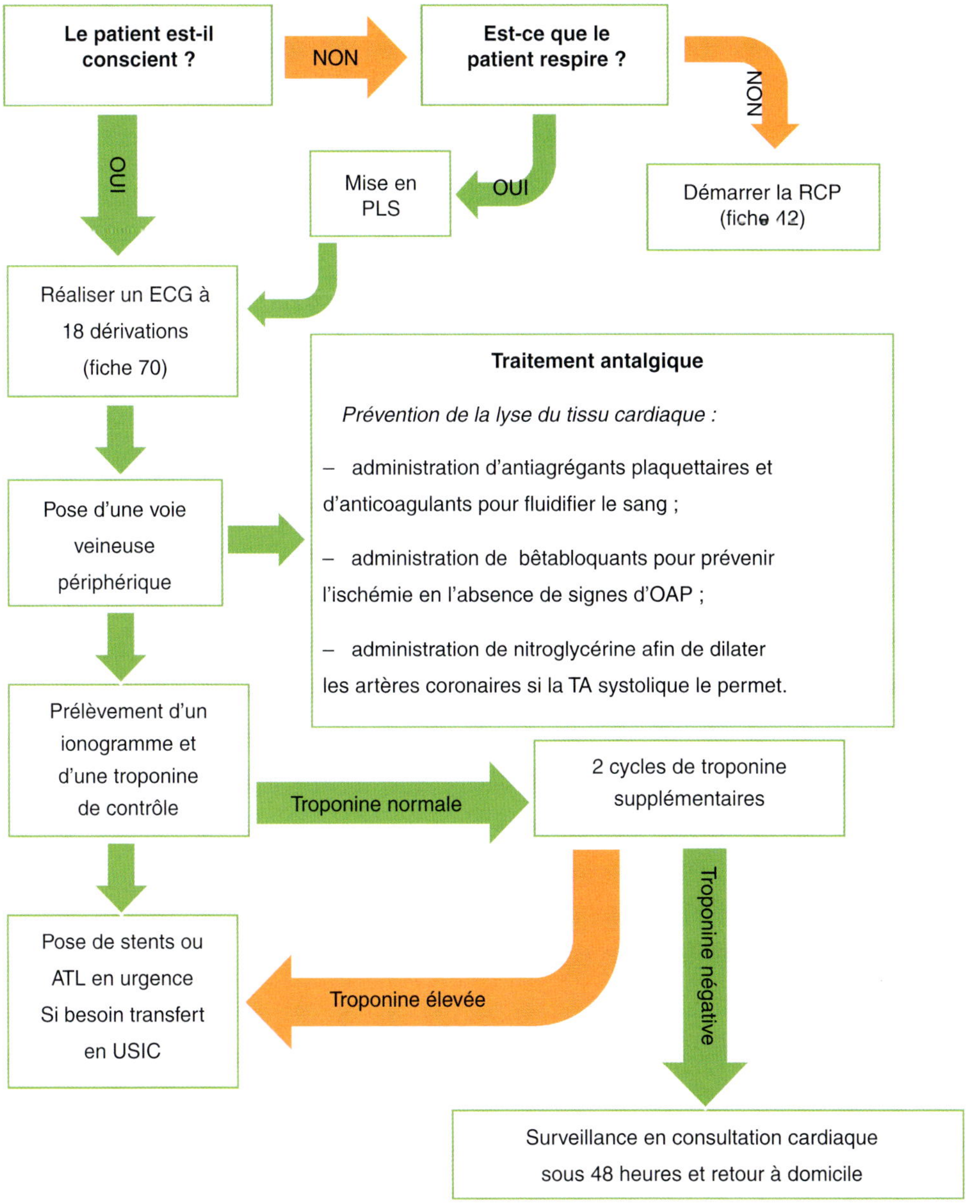

Cas particulier

Une douleur thoracique est une urgence vitale : elle nécessite des examens complémentaires afin de confirmer le diagnostic. La réalisation de l'ECG permet au médecin d'orienter le diagnostic vers un SCA ou un infarctus, mais de nombreux autres diagnostics différentiels peuvent être évoqués :

- une **péricardite** (fiche 32) ;
- une **dissection aortique** (fiche 27) ;
- une **embolie pulmonaire** (fiche 29) ;
- un **pneumothorax**.

Chez les patients de moins de 50 ans, l'ECG peut être normal, ainsi que le reste des examens complémentaires : la douleur thoracique peut être liée au **stress**, à l'**anxiété** ou faire suite à un traumatisme, un **choc**.

VOIR AUSSI

- FICHE 2 Rappel sur l'anatomie de la circulation cardiaque
- FICHE 3 Épidémiologie, facteurs de risques et prévention
- FICHE 4 Rappel sur la prise et les normes des paramètres vitaux
- FICHE 8 Troubles du rythme et de la conduction
- FICHE 13 Insuffisance cardiaque
- FICHE 20 Insuffisance aortique
- FICHE 23 Insuffisance mitrale
- FICHE 27 Dissection aortique
- FICHE 29 Embolie pulmonaire
- FICHE 32 Les maladies du péricarde
- FICHE 38 Réalisation d'une prise de sang
- FICHE 41 Prise en charge de l'arrêt cardiorespiratoire
- FICHE 48 Pose et surveillance de monitorage cardiaque
- FICHE 49 Anticoagulants
- FICHE 50 Antiagrégants plaquettaires
- FICHE 55 Antiarythmiques
- FICHE 68 Enregistrement d'un électrocardiogramme
- FICHE 69 Coronarographie
- FICHE 74 Principaux bilans sanguins et leurs intérêts en cardiologie

FICHE 11 Généralités sur les maladies coronariennes

Définition

Les maladies coronariennes sont des coronaropathies chroniques « stables » qui provoquent l'ischémie myocardique et donc n'incluent pas le syndrome coronarien dit « aigu » : on les appelle **cardiopathies ischémiques**.

Causes

Les **hommes** sont plus susceptibles de développer une maladie coronarienne que les femmes, mais l'ensemble des **FDR cardiovasculaires** (fiche 3) peuvent favoriser le développement d'une cardiopathie ischémique. Les principales causes de maladies coronariennes sont :

- l'**athérosclérose** (fiche 3) ;
- l'athérome coronarien : dépôt lipidique coronarien ;
- des **dysfonctions** des **vaisseaux** ou des microvaisseaux du cœur.

Symptômes et signes

La cardiopathie ischémique est généralement **asymptomatique**, mais elle peut se manifester par une **douleur thoracique à l'effort** s'arrêtant dès l'arrêt de celui-ci : on l'appelle **angine de poitrine**.

Diagnostic

Afin de diagnostiquer la cardiopathie ischémique, le médecin peut interroger, examiner le patient et vous demander de réaliser un **électrocardiogramme** (fiche 68). Il peut aussi vous demander de préparer le patient à des examens complémentaires :

- épreuve d'effort (fiche 68) ;
- coronarographie (fiche 69) ;
- échocardiographie d'effort (fiche 72).

Complications

La complication directe est l'obstruction complète des coronaires et donc le développement d'un **angor instable** (fiche 10), voire une **mort subite**.

Traitement

Selon le niveau de risque de complications défini par le cardiologue, celui-ci peut demander une coronarographie (fiche 69) et, si l'ischémie cardiaque est importante, une revascularisation : une **pose de stents** (fiche 63), une **ATL** (fiche 63) ou un **pontage**.

Par la suite, un traitement médicamenteux à vie est nécessaire afin de stabiliser une maladie coronarienne et d'améliorer la qualité de vie du patient :

- des **bêtabloquants** afin de réguler le rythme cardiaque (fiche 55) ;
- des **dérivés nitrés** afin de prévenir le risque de douleur à l'effort (fiche 53) ;
- des **antiagrégants plaquettaires** si nécessité de revascularisation afin de prévenir le SCA (fiche 50).

À ce traitement s'associe un **suivi chronique** en collaboration avec un médecin de ville afin de prévenir le risque d'obstruction des coronaires, de syndrome coronarien aigu (fiche 10), voire d'IDM. Une **éducation thérapeutique** (fiche 65) doit aussi être réalisée auprès du patient avant le premier retour à domicile afin de prévenir le risque d'événements indésirables et de réduire les comorbidités.

VOIR AUSSI

- FICHE 3 Épidémiologie, facteurs de risques et prévention
- FICHE 10 Prise en charge d'un patient présentant un syndrome coronarien aigu
- FICHE 50 Antiagrégants plaquettaires
- FICHE 53 Dérivés nitrés et activateurs potassiques
- FICHE 55 Antiarythmiques
- FICHE 63 Angioplastie transluminale et pose de stents
- FICHE 65 Éducation thérapeutique
- FICHE 68 Enregistrement d'un électrocardiogramme
- FICHE 69 Coronarographie
- FICHE 72 Échographies cardiovasculaires

FICHE 12 Angor d'effort

Définition

L'angor stable, ou angor d'effort, est un déséquilibre entre les besoins en oxygène du cœur et les apports des artères.

Causes

Il a pour étiologie principale le rétrécissement coronaire (sténose), qui entraîne l'**ischémie** cardiaque.

Symptômes et signes

Le principal signe de l'angor d'effort est une **forte douleur à l'effort** au niveau du sternum, pouvant irradier dans le dos ou dans les membres supérieurs.

Rappel : à la différence de la douleur thoracique symptomatique du syndrome coronarien aigu, la douleur de l'angor d'effort s'arrête dans les cinq minutes suivant l'arrêt de l'activité physique.

Diagnostic

Devant une douleur thoracique, la conduite à tenir est tout d'abord d'écarter le diagnostic de SCA : en effet, mal pris en charge, celui-ci peut entraîner le **décès du patient** (fiche 10). Il est donc nécessaire de :

- réaliser un **ECG au repos et lors d'une épreuve d'effort** (fiche 68) ;
- réaliser un prélèvement pour un **bilan sanguin** (fiche 38) : NFS (recherche d'anémie), bilan glycémique, bilan rénal, bilan lipidique (fiche 74).

Une fois le diagnostic de SCA écarté, un diagnostic d'angor d'effort peut être envisagé.

Traitement

Le traitement de l'angor d'effort repose sur :

- l'administration de **dérivés nitrés** lors de la douleur afin d'apaiser celle-ci (fiche 53) ;
- un traitement **antiagrégant plaquettaire** pour prévenir l'angor instable si une plaque d'athérome se rompt (fiche 50) ;
- une **prise en charge hygiénodiététique** est nécessaire afin de traiter les FDR d'aggravation de l'angor : arrêt du tabac, régime alimentaire, exercice physique, etc. (fiche 3).

VOIR AUSSI

FICHE 3 Épidémiologie, facteurs de risques et prévention
FICHE 10 Prise en charge d'un patient présentant un syndrome coronarien aigu
FICHE 38 Réalisation d'une prise de sang
FICHE 50 Antiagrégants plaquettaires
FICHE 53 Dérivés nitrés et activateurs potassiques
FICHE 68 Enregistrement d'un électrocardiogramme
FICHE 74 Principaux bilans sanguins et leurs intérêts en cardiologie

Insuffisance cardiaque

Situation abordant les sujets suivants

- Cardiologie conventionnelle
- Identification et prise en charge d'un patient présentant une décompensation cardiaque aiguë (fiche 13)
- Prise en charge d'un patient présentant un SCA (fiche 10)
- Évaluation et surveillance des traitements diurétiques (fiche 57)

Présentation du cas clinique

Vous êtes infirmier en unité d'hospitalisation de cardiologie conventionnelle. Aujourd'hui, Monsieur P., 84 ans, arrive dans votre service. Suivi par le cardiologue de l'établissement pour insuffisance cardiaque, Monsieur P. l'a appelé ce matin : le médecin a pris la décision d'une hospitalisation en urgence.

DOSSIER PATIENT

Présentation

Monsieur P., 84 ans, est un patient suivi par le cardiologue du service depuis deux ans pour insuffisance cardiaque. Il a été diagnostiqué suite à un premier épisode de décompensation cardiaque, Monsieur P. n'ayant jamais été hospitalisé auparavant.

Antécédents

- HTA (fiche 5).
- Insuffisance cardiaque (fiche 13).
- IDM il y a un an avec pose d'un stent (fiche 63).
- BPCO sur tabagisme sevré.

Traitement médical à l'entrée

- Acétylsalicylate 75 mg le matin.
- Bisoprolol 5 mg le matin (fiche 55).
- Ramipril 2,5 mg 2 fois par jour.
- Rosuvastatine 5 mg le soir (fiche 59).
- Terbutaline 1 bouffée le matin.
- Urapidil 30 mg le matin (fiche 52).

Histoire de la maladie

Le patient appelle son cardiologue, praticien du service où vous travaillez ce jour (13/09), à 8 h. Le médecin vous informe qu'il l'a convoqué pour 14 h, le patient se plaignant de ne plus pouvoir s'allonger (étouffement, dyspnée), il a donc passé la nuit au fauteuil. Cette dyspnée est évolutive, car auparavant il s'essoufflait en marchant, mais jamais au repos.

Conduite infirmière

- Accueil du patient avec recueil de données et information sur le déroulement de son hospitalisation, pesée et mesure du patient (anticiper une valeur de référence pour surveillance de l'efficacité des traitements) :
  - TA : 145/77 mmHg – pouls : 65 bpm – SAT : 87 % – température : 36,2 °C.
- **Sur prescription**, réalisation d'un ECG (fiche 68 – ECG normal et sinusal), mise sous 1,5 L/min d'O_2 devant saturation basse du patient (objectif saturationnel entre 88 et 92 % devant antécédent de BPCO), réalisation d'un bilan sanguin (fiche 38) et pose d'une VVP (fiche 39) pour administration de diurétiques intraveineux après pose du diagnostic de décompensation cardiaque par le médecin (fiche 57), voir avec médecin une restriction des apports hydriques selon les résultats biologiques.
- Surveillance de l'efficacité des diurétiques par quantification de la diurèse sur 24 heures et surveillance de la courbe de poids tous les matins.

Appel du patient quelques heures plus tard devant une sensation de malaise

- Identifier les signes cliniques du patient et recontrôler les paramètres vitaux (polypnée malgré l'O_2 à 2 L/min aux lunettes, angoisse avec sueurs, pâleur, cyanose des orteils et marbrures au niveau des genoux et des cuisses) :
  - TA : 96/37 mmHg – saturation en O_2 : 95 % – pouls : 125 bpm – température : 36,1 °C.
- Appel au médecin pour l'informer d'une dégradation de l'état général du patient : celui-ci, après auscultation, pose le diagnostic de choc cardiogénique (fiche 15), appel au réanimateur et décision de transfert rapide du patient en USIC pour surveillance aiguë avec monitoring (fiche 47).
- **Sur prescription**, administration de dobutamine (nécessité d'une VVP dédiée donc pose d'une seconde VVP pour administration des diurétiques).
- Le patient restera hospitalisé durant cinq jours en USIC jusqu'à sevrage de la dobutamine avant transfert en cardiologie conventionnelle pour la suite de la prise en charge. Le patient sortira une semaine plus tard, les diurétiques ayant été efficaces sur la décompensation cardiaque avec rajout sur sa prescription médicale initiale d'Entresto® et de diurétiques par voie orale. Il sera important de surveiller la respiration et le poids du patient au domicile pour surveiller l'efficacité des thérapeutiques et l'absence de complications.

Rappel : les catécholamines nécessitent une voie d'abord dédiée pour éviter que les traitements se troublent s'ils passent sur une même voie et que leur vitesse d'administration soit modifiée par un quelconque autre traitement.

Évaluation clinique médicale

La prise en charge durant l'hospitalisation du patient par le médecin repose sur :

- la pose du diagnostic d'insuffisance cardiaque aiguë et l'élimination des diagnostics différentiels (asthme, embolie pulmonaire, tamponnade, etc.) : examen clinique, auscultation médicale, bilan biologique avec ionogramme et gazométrie pour recherche d'une hypoxémie et/ou hypercapnie et/ou acidose métabolique ;
- la recherche de facteurs déclenchants : interrogatoire pour observance thérapeutique et modification des habitudes de vie, auscultation pulmonaire, bilan biologique avec ionogramme sanguin, bilan rénal et bilan infectieux, contrôles de la tension artérielle, ETT pour recherche d'insuffisance mitrale ou aortique (fiches 20 et 23), réalisation d'un bilan sanguin initial (ionogramme, gaz du sang artériel) ;
- la recherche de l'étiologie et de critères de gravité : ECG (arythmie), bilan biologique (BNP, ionogramme sanguin, troponine, gazométrie, bilan infectieux), radiographie thoracique (œdème pulmonaire, épanchement pleural, cardiomégalie, diagnostic différentiel de pneumopathie), ETT (cardiopathie sous-jacente) ;
- la mise en place de thérapeutiques et la surveillance de leur efficacité : diurétiques, régime sans sel, oxygénothérapie si besoin, vasodilatateurs ;
- la prévention de complications et de la dégradation de l'état général du patient.

VOIR AUSSI

- FICHE 5 Hypertension artérielle
- FICHE 10 Prise en charge d'un patient présentant un syndrome coronarien aigu
- FICHE 13 Insuffisance cardiaque
- FICHE 14 Œdème aigu pulmonaire
- FICHE 15 Choc cardiogénique
- FICHE 20 Insuffisance aortique
- FICHE 23 Insuffisance mitrale
- FICHE 38 Réalisation d'une prise de sang
- FICHE 39 Pose d'une voie veineuse périphérique
- FICHE 57 Diurétiques
- FICHE 63 Angioplastie transluminale et pose de stents

FICHE 13 Insuffisance cardiaque

Définition

L'insuffisance cardiaque est l'incapacité chronique du cœur à assurer un débit sanguin suffisant au bon fonctionnement du corps. L'organisme va enclencher des **mécanismes de compensation** afin de pallier la baisse de débit cardiaque.

On distingue trois types d'insuffisance cardiaque suivant la valeur de la fraction d'éjection du VG :

- IC à FEVG réduite (FEVG < 40 %) ;
- IC à FEVG intermédiaire (FEVG entre 41 et 50 %) ;
- IC à FEVG préservée (FEVG > 50 %).

L'insuffisance cardiaque peut être droite, gauche ou globale. Elle est généralement chronique avec des épisodes de décompensation cardiaque aiguë.

Causes

Les causes sont multiples et peuvent être majorées selon les FDR cardiovasculaires (fiche 3) :

- complication d'une pathologie coronarienne ou d'une valvulopathie ;
- infections cardiaques : endocardite (fiche 31), péricardite (fiche 32), myocardite (fiche 33) ;
- HTA (fiche 5) ;
- arythmie (fiche 8) ;
- RAC (fiche 21) ;
- IDM (fiche 10) ;
- CMD (fiche 17) ;
- pathologie pulmonaire adjacente.

Diagnostic

L'équipe médicale aura besoin d'écarter tout diagnostic différentiel ainsi que d'évaluer l'avancée de l'insuffisance cardiaque. Les différents examens nécessaires dans le cadre du bilan d'insuffisance cardiaque sont :

- l'auscultation médicale à la recherche de battements cardiaques spécifiques (bruit de galop, râles pulmonaires) ;
- la réalisation d'un ECG (fiche 68) ;
- des prélèvements biologiques : bilan hépatique, NFS, ionogramme sanguin, dosage des peptides natriurétiques ou BNP ou NT-proBNP, etc. (fiche 74) ;
- une radiographie thoracique (fiche 73) afin d'écarter une cardiomégalie ;
- une ETT (fiche 72) avec évaluation de la FEVG ;
- une coronarographie exploratoire (fiche 69).

Insuffisance cardiaque droite

Définition

L'insuffisance cardiaque droite est un dysfonctionnement du VD pour éjecter correctement le sang.

Symptômes et signes cliniques

L'insuffisance cardiaque droite est définie par des signes cliniques :

- des **œdèmes blancs** mous, notamment des membres inférieurs ;
- une **turgescence jugulaire** ;
- un reflux **hépatojugulaire** ;
- un malaise du patient à type d'asthénie, de dyspnée avec polypnée au repos et/ou à l'effort.

Insuffisance cardiaque gauche

Définition

L'insuffisance cardiaque gauche est un **dysfonctionnement prédominant** sur la **partie gauche** du cœur qui entraîne une **stase sanguine dans l'OG** et dans les veines pulmonaires. Cette stase entraîne une augmentation de la pression capillaire et un **passage de liquide** plasmatique et/ou de globules rouges dans les **alvéoles pulmonaires**.

Symptômes et signes cliniques

L'insuffisance cardiaque gauche peut avoir pour symptôme :

- une dyspnée ;
- une orthopnée ;
- une tachycardie.

Insuffisance cardiaque globale

Définition

L'insuffisance cardiaque est dite « globale » quand les patients présentent des signes d'insuffisance cardiaque droite et des signes d'insuffisance cardiaque gauche.

Symptômes et signes cliniques

L'insuffisance cardiaque globale peut avoir pour symptômes :

- une dyspnée (OAP – fiche 14) ;
- des œdèmes des membres inférieurs ;
- une prise de poids importante ;
- de l'asthénie.

Décompensation cardiaque

Définition

La décompensation cardiaque est, par définition, une insuffisance cardiaque aiguë (NYHA stades 3 ou 4) nécessitant une prise en charge en urgence au vu de la majoration des symptômes de l'insuffisance cardiaque. On parle de :

- rétention hydrosodée importante si la décompensation cardiaque est droite ;
- OAP (fiche 14) si la décompensation cardiaque est gauche ;
- décompensation cardiaque globale lorsqu'elle touche le cœur droit et gauche.

Complications

Toute insuffisance cardiaque peut se compliquer d'un épisode de **décompensation cardiaque aiguë**, mais aussi de :

- rétention hydrosodée majeure ;
- asphyxie ;
- arythmie ventriculaire (fiche 8) ;
- IDM (fiche 10) ;
- choc cardiogénique (fiche 15) ;
- risque de mort subite ou de décès.

Conduite infirmière

- Mettre le patient au repos en position demi-assise afin d'améliorer sa respiration et de lui éviter tout effort inutile.
- Surveiller les paramètres vitaux et l'état clinique du patient.
- **Sur prescription**, oxygénothérapie si besoin (fiche 42), pose d'une VVP (fiche 39) pour traitement IV, réalisation d'un bilan biologique avec ionogramme sanguin (fiche 38), administrer le traitement de l'étiologie de l'insuffisance cardiaque, des diurétiques (fiche 57) et des vasodilatateurs (fiche 51), ajouter des bêtabloquants (fiche 55) si insuffisance cardiaque gauche (amélioration de la FEVG) ;
- surveiller la diurèse et le poids du patient ;
- **sur prescription**, selon résultats du bilan sanguin, administration d'une supplémentation potassique IV ou par voie orale (prévention de l'hypokaliémie diurético-induite) ;
- si indication, préparer le patient au traitement de l'étiologie de l'insuffisance cardiaque : ATL si sténose coronaire (fiche 63), remplacement de valve si fuite ou rétrécissement (fiches 22 et 25) ;
- ETP (fiche 65) sur la surveillance de l'efficacité des traitements (perte de poids, diurèse, régime hyposodé, restriction hydrique 1,5 L/jour, prévention des FDR cardiovasculaires – fiche 3) pour poursuite de celui-ci au domicile ;
- selon la FEVG du patient, un traitement en plus des thérapeutiques peut lui être proposé après l'hospitalisation : pose de PM et/ou DAI si FEVG altérée (fiche 44), greffe cardiaque si symptômes sévères et patient < 65 ans (fiche 35).

VOIR AUSSI

- FICHE 3 Épidémiologie, facteurs de risques et prévention
- FICHE 5 Hypertension artérielle
- FICHE 8 Troubles du rythme et de la conduction
- FICHE 10 Prise en charge d'un patient présentant un syndrome coronarien aigu
- FICHE 12 Angor d'effort
- FICHE 14 Œdème aigu pulmonaire
- FICHE 15 Choc cardiogénique
- FICHE 17 Cardiomyopathie dilatée
- FICHE 21 Rétrécissement aortique
- FICHE 22 Remplacement valvulaire aortique par bioprothèse percutanée
- FICHE 31 Endocardite
- FICHE 32 Maladies du péricarde
- FICHE 33 Myocardite
- FICHE 35 Greffe cardiaque et prise en charge pré-greffe
- FICHE 38 Réalisation d'une prise de sang
- FICHE 39 Pose d'une voie veineuse périphérique
- FICHE 42 Ventilation non invasive
- FICHE 44 Pose d'un pacemaker ou d'un défibrillateur automatique interne
- FICHE 51 Traitements agissant sur l'angiotensine 1 et 2
- FICHE 55 Antiarythmiques
- FICHE 57 Diurétiques
- FICHE 63 Angioplastie transluminale et pose de stents
- FICHE 68 Enregistrement d'un électrocardiogramme
- FICHE 69 Coronarographie
- FICHE 72 Échographies cardiovasculaires
- FICHE 73 Imageries cardiovasculaires
- FICHE 74 Principaux bilans sanguins et leurs intérêts en cardiologie

FICHE 14 Œdème aigu pulmonaire

Définition

L'œdème pulmonaire est dû au **passage de liquide plasmatique** et parfois de globules rouges du sang **dans les alvéoles pulmonaires**, ce qui interrompt ainsi les échanges gazeux.

Causes

L'œdème aigu pulmonaire (OAP) a deux causes possibles :

- une **lésion** des membranes capillaires des **poumons** (OAP lésionnel) ;
- une **complication d'insuffisance cardiaque** (OAP cardiogénique) : l'**augmentation des pressions dans les cavités cardiaques gauches** (fiche 13) entraîne un retour sanguin dans les veines pulmonaires. Les pressions dans les capillaires pulmonaires étant plus fortes que celle des alvéoles pulmonaires, le liquide plasmatique et les globules rouges vont passer dans les alvéoles pulmonaires. Les complications de l'insuffisance cardiaque peuvent être un **IDM** (fiche 10), de l'**angor** (fiche 12), une **CMD** (fiche 17), une **CMH** (fiche 16) ou une **valvulopathie** (fiches 20 et 23). L'**HTA** favorise aussi la survenue d'un OAP cardiogénique, du fait de l'**obstacle mitral (rétrécissement)** qui augmente les pressions dans l'OG.

Symptômes et signes

Le principal symptôme de l'OAP est la **dyspnée** : la présence de liquide dans les poumons entraîne une difficulté respiratoire avec parfois une **sensation de noyade** et un besoin de respirer la bouche ouverte (recherche d'air). À cette dyspnée peuvent s'ajouter :

- des **râles crépitants** et de la toux : bruits du liquide plasmatique qui tourne dans les alvéoles ;
- une **hypoxie** dans les formes sévères se manifestant par une **cyanose**, des **sueurs**, etc. ;
- de l'asthénie avec possible trouble de la conscience ;
- des expectorations mousseuses et/ou rosées, ou de l'hémoptysie (crachats des globules rouges des alvéoles) ;
- de l'HTA (fiche 5) avec une tachycardie ;
- de l'angoisse.

Diagnostic

Le diagnostic de l'OAP se fait majoritairement par l'observation des **symptômes**, la prise des paramètres vitaux et la recherche de **signes de gravité**, mais une exploration de la pathologie est nécessaire afin d'optimiser sa prise en charge. Le médecin demandera la réalisation :

- d'un **ECG** (fiche 68) : recherche d'une tachyarythmie ;
- d'un bilan sanguin veineux et artériel (fiches 38 et 40) : **fonction rénale, enzymes cardiaques** (recherche d'un SCA), **gazométrie artérielle** (évaluation de la fonction respiratoire et de l'hypoxie) ;
- d'une **ETT** (fiche 72) : observation des cavités cardiaques gauches ;
- d'une **radiographie thoracique** (fiche 73) : évaluation du stade de l'OAP et recherche d'un épanchement pleural (si poumon blanc, signe de gravité).

Complications

La prise en charge rapide et efficace de l'OAP permet d'éviter :

- l'**asphyxie** du patient ;
- la **perte de connaissance** pouvant aller jusqu'à l'**ACR** (fiche 41).

Lorsque l'OAP est pris en charge, l'amélioration du patient est visible dès les premiers soins, mais une **récidive** peut survenir par la suite.

Conduite infirmière

La détection et le traitement de l'OAP doit être rapide (< 1 heure) devant le risque de graves complications, voire de décès : c'est une urgence vitale. Il est donc nécessaire de :

- **mettre le patient au repos strict en position demi-assise** pour faciliter la respiration et **prévenir immédiatement le médecin** ;
- **sur prescription**, traitement par **oxygénothérapie au masque à haute concentration** et dès que le médecin est disponible, **pose d'une VNI** (fiche 42). Si le patient est dans un état grave, ne pouvant assurer une respiration spontanée et/ou étant inconscient, **curarisation IV** avec **intubation** (réalisée par un médecin) pour ventilation contrôlée par respirateur ;
- **sur prescription**, traitement par diurétique IV (fiche 57) avec surveillance du poids et de la diurèse (si besoin, pose de sonde urinaire), restriction hydrique et mise en place d'un régime pauvre en sel, traitement de l'étiologie de l'OAP ;
- si possible, mettre en place une surveillance par **monitorage cardiaque** (fiche 48) ou organiser le transfert dans une unité le permettant.

VOIR AUSSI

- FICHE 5 Hypertension artérielle
- FICHE 10 Prise en charge d'un patient présentant un syndrome coronarien aigu
- FICHE 12 Angor d'effort
- FICHE 13 Insuffisance cardiaque
- FICHE 16 Cardiomyopathie hypertrophique
- FICHE 17 Cardiomyopathie dilatée
- FICHE 20 Insuffisance aortique
- FICHE 23 Insuffisance mitrale
- FICHE 38 Réalisation d'une prise de sang
- FICHE 40 Réalisation d'une gazométrie artérielle
- FICHE 41 Prise en charge de l'arrêt cardiorespiratoire
- FICHE 42 Ventilation non invasive
- FICHE 48 Pose et surveillance du monitorage cardiaque
- FICHE 57 Diurétiques
- FICHE 68 Enregistrement d'un électrocardiogramme
- FICHE 72 Échographies cardiovasculaires
- FICHE 73 Imageries cardiovasculaires

FICHE 15 Choc cardiogénique

Définition

Aussi appelé **bas débit**, le choc cardiogénique est une **urgence vitale** : le cœur n'arrivant plus à pomper le sang de manière efficace, la tension artérielle baisse et le sang n'arrive plus à apporter les éléments nécessaires au bon fonctionnement organique.

Causes

Le choc cardiogénique peut avoir pour cause :

- en majorité, une complication d'**IDM** (fiche 10) ou d'**embolie pulmonaire** (fiche 29) : le cœur ne se contracte plus de manière efficace ;
- une **insuffisance cardiaque droite, gauche ou globale** (fiche 13) ;
- une absence de réponse aux thérapeutiques ;
- une stase sanguine dans les ventricules ;
- une arythmie : en cas de **BAV** non traité, de **TV** ou d'une **pathologie mitrale ou aortique**, le cœur n'assurant plus la bonne éjection sanguine dans le corps.

Symptômes et signes

Connaître les symptômes d'un état de choc permet sa prise en charge rapide afin d'assurer la survie du patient. Le choc cardiogénique se manifeste par :

- une **hypoperfusion des vaisseaux périphériques** : pâleur, marbrures, cyanose aux extrémités ;
- une **hypotension artérielle** avec une **tachycardie** ;
- une **détresse respiratoire** non constante : polypnée, dyspnée ;
- une **majoration des signes d'insuffisance cardiaque** (fiche 13) ;
- de l'**anxiété** ou de l'**angoisse** si le patient est conscient.

Rappel : la tachycardie peut être difficile à évaluer au niveau radial, l'hypotension artérielle et le pouls étant « filants ».

Complications

Plus le temps de réponse thérapeutique est long face à un choc cardiogénique, plus celui-ci entraînera de complications sur les autres organes et rendra l'état de choc irréversible. D'où la nécessité d'un transfert rapide en USIC ou en réanimation afin de démarrer les thérapeutiques (nécessité de surveillance continue).

Dans la majorité des cas, le choc cardiogénique présente un diagnostic défavorable et peut se compliquer :

- d'une **hypoxie majeure** ;
- d'une **pérennisation** du choc cardiogénique : le débit circulatoire n'assure plus correctement l'irrigation des autres organes et peut entraîner des complications organiques (insuffisance rénale, insuffisance hépatique, encéphalopathie ou troubles neurologiques multiples, ischémie myocardique, etc.) ;
- d'un **ACR** (fiche 41).

Conduite infirmière

- Repérer l'état de choc au vu de la symptomatologie et prévenir immédiatement le médecin.
- Mise au repos au lit strict du patient, à jeun strict.
- Rapprocher le chariot d'urgence avec défibrillateur et un scope pour monitorage cardiaque si possible (fiche 48).
- Contrôler les paramètres vitaux.
- Mettre en place une oxygénothérapie au masque à haute concentration (fiche 42) et, si besoin, préparer le nécessaire pour VNI et/ou intubation du patient par le médecin.
- Poser deux VVP et vérifier leur fonctionnalité. Si insuffisance veineuse et/ou impossibilité de pose de VVP, préparer le matériel nécessaire pour pose d'un KTC et d'un KTA (fiche 45) ou d'un cathéter intra-osseux par le médecin.
- Si patient conscient, lui demander taille et poids ou pesée rapide du patient afin d'adapter les dosages pour pose des thérapeutiques.
- **Sur prescription**, poser une sonde urinaire (surveillance de la diurèse et/ou anurie).
- Si patient stable, transporter le patient le plus rapidement possible en USIC ou en réanimation selon orientation médicale.
- **Sur prescription**, traitement de l'étiologie de l'état de choc, administrer de la dobutamine (fiche 54) selon protocole du service et, si besoin, ajouter des vasopresseurs.
- **Sur prescription**, réaliser un ECG et un bilan sanguin.
- Maintenir une surveillance continue par monitorage du patient (fiche 48).
- Lorsque le traitement par inotropes positifs selon l'étiologie ne suffit pas, il peut être nécessaire de transférer le patient en réanimation pour la mise en place d'une assistance circulatoire par **contre-pulsion aortique** ou d'une ECMO.

Rappel : le choc cardiogénique est une urgence vitale. Toute prescription médicale sera à faire par le médecin après avoir réalisé les soins auprès du patient afin de lui éviter toute perte de temps et de chance.

VOIR AUSSI

- FICHE 10 Prise en charge d'un patient présentant un syndrome coronarien aigu
- FICHE 13 Insuffisance cardiaque
- FICHE 29 Embolie pulmonaire
- FICHE 41 Prise en charge de l'arrêt cardiorespiratoire
- FICHE 42 Ventilation non invasive
- FICHE 45 Pose d'un cathéter central et/ou artériel
- FICHE 48 Pose et surveillance de monitorage cardiaque
- FICHE 54 Agents inotropes positifs

Cardiomyopathies

Situation abordant les sujets suivants

- Cardiologie conventionnelle
- Identification et prise en charge d'un patient présentant une cardiomyopathie hypertrophique (fiche 16)
- Pose et surveillance d'un défibrillateur automatique implantable (fiche 44)
- Prise en charge de la douleur
- Mise en œuvre d'une relation d'aide (fiche 67)

Présentation du cas clinique

Vous êtes infirmier en cardiologie conventionnelle. Aujourd'hui, Madame R., 55 ans, arrive dans votre service depuis les urgences suite à un malaise sans perte de connaissance. Le cardiologue de votre service a décidé de l'hospitalisation de la patiente après que son avis a été demandé aux urgences.

DOSSIER PATIENT

Présentation

Madame R. a été transférée des urgences pour bilan de syncope. À son arrivée, vous prenez connaissance du compte-rendu des urgences.

Elle est mariée, sans enfant et a une sœur jumelle ainsi qu'un frère plus âgé de 59 ans. Elle travaille comme infirmière en consultation d'ophtalmologie en clinique. Sur son temps libre, Madame R. aime faire du sport, notamment de la course à pied (elle fait régulièrement des semi-marathons avec une amie), activité qu'elle pratique trois fois par semaine.

Antécédents

- Hypercholestérolémie non traitée.
- Antécédents familiaux : décès de sa sœur à 50 ans durant un marathon, IDM de son père à 85 ans.
- Pas d'allergie.

Traitement médical à l'entrée

Pas de traitement.

Histoire de la maladie

Vers 9 h, ce jour, la patiente est amenée par les pompiers aux urgences. Elle a eu un malaise sans perte de connaissance ce matin à 8 h durant son jogging à type de vertiges, palpitations et d'une douleur thoracique. La douleur thoracique a cédé après mise au repos. Un électrocardiogramme a été réalisé à son arrivée aux urgences : celui-ci met en évidence une **tachycardie ventriculaire** (fiche 8). Le cardiologue a ensuite été demandé par le médecin des urgences : il réalise une ETT au lit du patient, qui met en évidence une **hypertrophie ventriculaire gauche** sans cause secondaire (absence d'HTA ou de rétrécissement aortique), faisant suspecter une **cardiomyopathie hypertrophique**. Il décide du transfert de la patiente en cardiologie conventionnelle pour suite de prise en charge.

Conduite infirmière

- Accueil du patient avec recueil de données et prise des paramètres vitaux, information sur le déroulement de son hospitalisation :
  - taille : 1,60 m – poids : 75 kg – IMC : 26,6 (poids normal) ;
  - TA : 135/84 mmHg – SAT : 100 % – pouls : 100 bpm – température : 37,5 °C.
- **Sur prescription**, réaliser un ECG (tachycardie ventriculaire – fiche 69), pose d'une VVP obturée (fiche 39) et réalisation d'un bilan sanguin complet (fiche 38), pose d'une télémétrie (fiche 48) pour surveillance de l'activité cardiaque en continu (haut risque de mort subite), administration de bêtabloquants (fiche 55).
- Préparation de la patiente pour implantation d'un DAI le lendemain matin (fiche 44) : information sur le déroulé de l'intervention, préparation cutanée (dépilation thoracique et axillaire, douche, mise à jeun, etc.), évaluation de l'anxiété avec, si besoin et **sur prescription**, un traitement anxiolytique et relation d'aide (fiche 67).
- Après la pose du DAI le lendemain, la patiente sera sous surveillance durant 48 heures dans le service de cardiologie avant un retour à domicile.

Évaluation clinique médicale

La prise en charge durant l'hospitalisation du patient par le médecin repose sur :

- la pose du diagnostic de cardiomyopathie : examen clinique, prise des paramètres vitaux (HTA – fiche 5), interrogatoire (recherche de FDR cardiovasculaires – fiche 3), auscultation médicale (arythmie, souffle d'insuffisance valvulaire, etc.) ;
- la recherche de l'étiologie et de critères de gravité : ECG et possible épreuve d'effort (arythmie – fiche 68), bilan biologique (BNP, ionogramme sanguin, troponine, bilan infectieux), ETT (évaluation de la FEVG, recherche d'une insuffisance cardiaque, élimination de diagnostic différentiel, recherche de complications, notamment ischémiques, etc.), IRM cardiaque (aspects morphologiques) ;
- la mise en place de thérapeutiques et la surveillance de leur efficacité : régime sans sel, antiarythmiques (fiche 55), discussion de la pose d'un DAI, d'un PM ou d'un défibrillateur portatif (prévention du risque de mort subite – fiche 44), anticoagulant oral (prévention du risque d'AVC et d'arythmie – fiche 49) ;
- l'éducation thérapeutique du patient et l'organisation d'un suivi après l'hospitalisation : hygiène de vie, limitation des efforts physiques, articulation du suivi avec médecin de ville, information sur la nécessité d'une recherche génétique et d'un dépistage de l'entourage familial.

VOIR AUSSI

- FICHE 3 Épidémiologie, facteurs de risques et prévention
- FICHE 5 Hypertension artérielle
- FICHE 8 Troubles du rythme et de la conduction
- FICHE 38 Réalisation d'une prise de sang
- FICHE 39 Pose d'une voie veineuse périphérique
- FICHE 44 Pose d'un pacemaker ou d'un défibrillateur automatique interne
- FICHE 48 Pose et surveillance de monitorage cardiaque
- FICHE 49 Anticoagulants
- FICHE 55 Antiarythmiques
- FICHE 67 Relation d'aide
- FICHE 68 Enregistrement d'un électrocardiogramme

FICHE 16 Cardiomyopathie hypertrophique

Définition

La cardiomyopathie hypertrophique (CMH) est caractérisée par une **hypertrophie** totale ou partielle **du myocarde sans cause** retrouvée (pas d'HTA ni de rétrécissement aortique, qui sont des diagnostics d'élimination de la CMH). Les CMH peuvent être obstructives ou non (selon hypertrophie de la paroi du VG qui peut obstruer l'éjection du sang du VG), symétriques ou asymétriques, la forme **asymétrique** étant plus fréquente et généralement liée à une hypertrophie du septum interventriculaire.

Causes

Cette pathologie est le plus souvent d'origine **génétique** et se développe durant l'adolescence, mais elle peut se développer plus tardivement. Dans le contexte génétique, plusieurs maladies ont été identifiées :

- les **CMH sarcomériques** liées à des **mutations des gènes des protéines ou des enzymes** du sarcomère ;
- l'amylose cardiaque (fiche 19) : accumulation de **fibrilles amyloïdes** au sein du cœur.

Symptômes et signes

Initialement **asymptomatiques**, les patients deviennent symptomatiques quand le niveau d'hypertrophie est important. Les patients souffrants de CMH présentent :

- un **essoufflement à l'effort** dû à la dysfonction diastolique (limitation de la capacité d'exercice) ;
- des **douleurs thoraciques angineuses** au repos ou à l'effort dues à l'hypertrophie du VG ;
- des **palpitations** pouvant s'accompagner de **syncope**.

Diagnostic

Afin de diagnostiquer la CMH, le médecin recherchera :

- le degré d'hypertrophie ainsi que sa cause par **IRM cardiaque** (fiche 73) ;
- un souffle cardiaque par **auscultation médicale** (25 % des CMH) ;
- des troubles de la conduction ou de la repolarisation sur un **ECG** (fiche 68) et des troubles du rythme ventriculaire lors d'un **holter ECG** ou d'une **épreuve d'effort** (fiche 48) ;
- une obstruction au repos et/ou à l'effort, un épaississement des ventricules et une hypertrophie du VG par **ETT** et **échographie d'effort** (fiche 72) ;

- l'absence d'anomalie au niveau des artères coronaires par **scanner cardiaque** ou **coronarographie** (fiche 69) ;
- une amylose cardiaque à transthyrétine par **scintigraphie aux marqueurs osseux**.

En complément, un bilan sanguin complet est indiqué (NFS, ionogramme sanguin, bilan hépatique complet, ferritine), ainsi qu'un test génétique après information et récupération du consentement par le médecin, une électrophorèse, une immunofixation, un dosage des chaînes légères libres et une recherche de protéinuries (électrophorèse urinaire).

Complications

L'évolution d'une CMH est variable. Pour la majorité des patients, elle restera bénigne, mais pour une minorité d'entre eux, les symptômes peuvent devenir invalidants de par leur sévérité, et des complications peuvent apparaître :

- des **troubles du rythme cardiaque** (fiche 8) : FA, TV survenant au cours d'efforts physiques importants risquant de provoquer des **syncopes**, la formation de **thrombus**, d'**AVC**, d'**ACR** ou de **mort subite** (fiche 41) ;
- une **insuffisance cardiaque** (fiche 13) due à l'hypertrophie du VG ;
- une **endocardite** (fiche 31) : complication rare chez les patients souffrant de CMH obstructive.

Conduite infirmière et conseils au patient

- Mise en place d'une surveillance par monitorage cardiaque (fiche 48).
- **Sur prescription**, administration de bêtabloquants (diminution de la FC par prolongation de la diastole et donc du remplissage du VG), administration de vasodilatateurs (sauf si obstruction du VG, car risque d'hypotension).
- Si mutation génétique à l'origine de la CMH, informer le patient de la nécessité d'un dépistage de la famille au premier degré par ETT.
- Préparation du patient si indication médicale et/ou absence d'amélioration de l'obstruction par traitement médicamenteux : pour pose de DAI (prévention du risque de mort subite – fiche 44), myomectomie (chirurgie consistant en l'ablation d'une partie du muscle hypertrophié pour lever l'obstruction) ou alcoolisation septale (injection d'alcool par voie percutanée dans une artère cardiaque vascularisant la paroi pour provoquer la nécrose myocardique septale et diminuer l'épaisseur du myocarde).
- Information du déroulé de l'intervention avec le médecin, recueil du consentement, dépilation du patient et douche antiseptique la veille de l'intervention, préparation du dossier médical ; si besoin et **sur prescription**, pose d'une VVP, mise à jeun, etc.
- ETP du patient (fiche 65) : interdiction de sport en compétition ou de manière intensive (risque de mort subite), régime hyposodé, suivi médical chronique.

Rappel : si le patient est asymptomatique, aucun traitement médical n'est nécessaire. Seule l'exploration médicale est recommandée, ainsi qu'un suivi.

VOIR AUSSI

- FICHE 8 Troubles du rythme et de la conduction
- FICHE 13 Insuffisance cardiaque
- FICHE 19 Amylose cardiaque
- FICHE 31 Endocardite
- FICHE 41 Prise en charge de l'arrêt cardiorespiratoire
- FICHE 44 Pose d'un pacemaker ou d'un défibrillateur automatique interne
- FICHE 48 Pose et surveillance de monitorage cardiaque
- FICHE 68 Enregistrement d'un électrocardiogramme
- FICHE 69 Coronarographie
- FICHE 72 Échographies cardiovasculaires
- FICHE 73 Imageries cardiovasculaires

FICHE 17

Cardiomyopathie dilatée (CMD)

Définition

La cardiomyopathie dilatée est une **dilatation du VG** associée à une dysfonction systolique pouvant entraîner une stase sanguine dans le cœur : ce dernier n'arrive plus à pomper correctement le sang. C'est la cardiomyopathie la plus fréquente après la CMH (fiche 16).

Causes

Les cardiomyopathies regroupent les dysfonctions des ventricules sur des atteintes myocardiques sans valvulopathie ou étiologie congénitale, coronaire, pulmonaire ou péricardique. On distingue deux types étiologiques de cardiomyopathies :

- les **cardiomyopathies primitives** : idiopathiques (sans aucune cause mise en évidence) ou génétiques ;
- les **cardiomyopathies secondaires** : étiologie infectieuse (virus, bactérie), toxique, endocrinienne ou dysimmunitaire.

Afin de diagnostiquer la CMD, le médecin doit écarter les diagnostics différentiels (HTA, IDM, cardiopathie ischémique, cardiopathie congénitale, valvulopathie) par ETT (fiche 72), bilan sanguin orienté (fiche 74) et IRM cardiaque si doute à l'ETT ▸ tableau 17.1.

Tableau 17.1 ▸ Causes et diagnostics des cardiomyopathies dilatées.

Causes réversibles de CMD	Examens complémentaires
Infectieuse : myocardite (fiche 33)	Sérologies répétées, biopsie cardiaque ventriculaire (fiche 71)
Toxique : alcool, cobalt, chimiothérapie	Histoire de la maladie, bilan biologique
Génétique : hérédité d'une mutation autosomique (20 % des cas)	Enquête génétique avec recherche des cas de mort subite dans la famille
Péripartum : survenue jusqu'à six mois après l'accouchement	
Déficit nutritionnel	Profil vitaminique
Sarcoïdose et hypervitaminose D	Bilan phosphocalcique
Phéochromocytome	Métanéphrines urinaires
Hyperthyroïdie/hypothyroïdie	TSH et thyroxine
Hémochromatose	Bilan martial (bilan ferrique complet)

Symptômes et signes

Les signes sont **identiques à ceux de l'insuffisance cardiaque chronique** (fiche 13) et varient en fonction du type d'insuffisance cardiaque. Ils se majorent lors d'épisodes de décompensation cardiaque :

- dyspnée ou polypnée au repos ou à l'effort ;
- prise de poids ;
- œdèmes des membres inférieurs ;
- asthénie ;
- bruits de galop à l'auscultation cardiaque : souffle systolique d'insuffisance mitrale ou tricuspide entraîné par la dilatation du ventricule.

Complications

Sur le long terme, la CMD peut être chronique et stable, s'aggraver progressivement et de manière inéluctable ou bien s'améliorer sous traitement médicamenteux et/ou resynchronisation cardiaque. Les complications de la CMD peuvent être :

- un thrombus intraventriculaire gauche pouvant entraîner un accident embolique : nécessité de traitement préventif par anticoagulant (fiche 49) ;
- un trouble du rythme ventriculaire : nécessité d'appareillage par DAI (fiche 44).

Traitement

Le traitement de la CMD repose sur le traitement de son étiologie ▸ **tableau 17.2**. Si aggravation, le recours à la greffe ou à une assistance cardiaque peut être nécessaire.

Tableau 17.2 ▸ **Traitements des cardiomyopathies selon leur étiologie.**

Cause de la CMD	Traitements étiologiques
Génétique	Pas de traitement
Hémochromatose	Saignée ou chélateur du fer
Intoxication éthylique	Sevrage ± supplémentation vitaminique (thiamine)
Myocardite virale (fiche 33)	Traitements antiviraux spécifiques
Maladie auto-immune	Traitement immunomodulateur
VIH	Traitement du VIH

Autres types de cardiomyopathies

La CMD et la CMH sont les cardiomyopathies les plus fréquentes. Cependant, il est possible de rencontrer deux autres types de pathologies :

- la **cardiomyopathie restrictive** : **gêne au remplissage ventriculaire** due à des anomalies de la compliance cardiaque par atteinte du myocarde (amylose – fiche 19), de l'endocarde ou du péricarde ;
- la **dysplasie arythmogène du VD** : **atrophie** des myofibrilles du VD remplacées par un tissu fibro-adipeux, responsable de graves arythmies ventriculaires.

VOIR AUSSI

- FICHE 13 Insuffisance cardiaque
- FICHE 19 Amylose cardiaque
- FICHE 33 Myocardite
- FICHE 44 Pose d'un pacemaker ou d'un défibrillateur automatique interne
- FICHE 49 Anticoagulants
- FICHE 71 Biopsie myocardique
- FICHE 72 Échographies cardiovasculaires
- FICHE 74 Principaux bilans sanguins et leurs intérêts en cardiologie

FICHE 18

Principales cardiopathies congénitales

Le diagnostic des cardiopathies congénitales est souvent effectué ***in utero*** lors de l'échographie cardiaque fœtale ou à la naissance. La majorité de ces cardiopathies congénitales sont donc traitées en pédiatrie. Seules les trois cardiopathies congénitales diagnostiquées le plus fréquemment à l'âge adulte seront évoquées ci-après.

Communication interauriculaire (CIA)

Définition

La CIA ▸ fig. 18.1 est la principale cause de **shunts** cardiaques : un orifice situé au niveau du septum interauriculaire crée une dérivation du sang entre les deux oreillettes et provoque un retour du sang déjà oxygéné de l'OG vers l'OD, qui retournera dans la petite circulation (fiche 2).

fig. 18.1 ▸ La CIA.

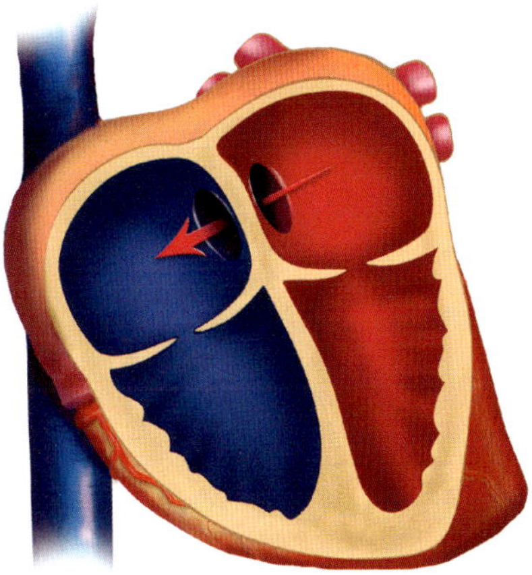

Illustration de Marie Schmitt.

Signes

Le **shunt** gauche-droit sera plus ou moins important selon la taille de la CIA. Celui-ci entraîne :

- une **surcharge des cavités droites** ;
- une asthénie importante ;
- un essoufflement à l'effort.

Diagnostic

Le diagnostic repose sur l'identification de la communication par examen clinique et l'exploration de sa taille et de sa localisation exacte par **ETT** et **ETO** (fiche 72).

En complément, un **ECG** et une **radiographie thoracique** peuvent permettre d'éliminer certaines complications.

Complications

La CIA peut entraîner :

- une **dilatation des cavités droites** avec un risque d'insuffisance cardiaque (fiche 13) et de cardiomégalie ;
- une élévation des pressions artérielles pulmonaires (**HTA pulmonaire**).

Traitement

Le traitement consiste en la fermeture de l'orifice de communication par :

- **cathétérisme droit** : mise en place d'une ombrelle *cf.* ▸ fig. 18.3 ;
- **chirurgie** : suture d'un patch obturant la CIA.

Foramen ovale perméable (FOP)

Définition

Pendant la vie fœtale, le septum interauriculaire laisse circuler le sang par un chenal, le foramen ovale. Ce chenal se referme normalement à la naissance, mais un défaut d'accolement des membranes laisse parfois cette communication perméable avec un **shunt droit-gauche** : c'est le FOP ▸ fig. 18.2.

fig. 18.2 ▸ Le FOP.

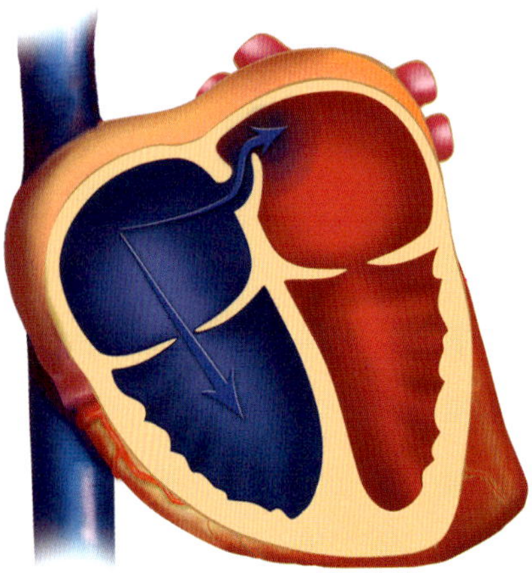

Illustration de Marie Schmitt.

Signes

Contrairement à la CIA, le **shunt** du FOP va de l'OD à l'OG à cause d'une **augmentation des pressions des cavités droites** de façon transitoire ou continue.

Complications

Le FOP peut entraîner :

- un **AVC** : un thrombus de l'OD passe dans l'OG puis dans la circulation systémique ;
- de l'**HTA pulmonaire** suite à l'augmentation des pressions cardiaques droites.

Traitement

Le traitement consiste en la fermeture de l'orifice de communication par la mise en place d'une ombrelle par **cathétérisme droit** ▸ fig. 18.3.

Un traitement par **aspirine** au long cours sera instauré pour prévenir les risques emboliques (fiche 50).

fig. 18.3 ▸ Mise en place d'une ombrelle.

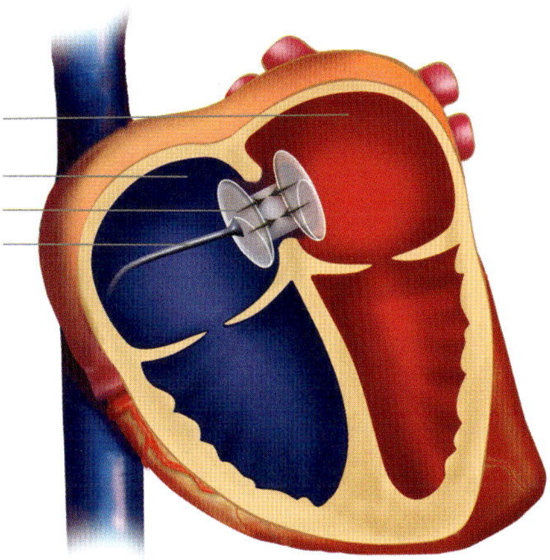

Illustration de Marie Schmitt.

Bicuspidie aortique

Définition

La bicuspidie aortique est due à l'**absence de séparation** entre deux des trois valvules de la valve aortique, qui normalement est tricuspide : on retrouve le plus fréquemment un grand feuillet valvulaire antérieur en regard duquel naissent deux artères coronaires et un feuillet postérieur de petite taille.

Diagnostic

La réalisation d'une **ETT** et d'une **ETO** (fiche 72) permettent de :

- visualiser la symphyse entre les deux sigmoïdes antérieures qui n'en forment plus qu'une et le raphé (union entre les sigmoïdes) ;
- détecter l'absence d'une troisième commissure (ouverture de la valve aortique en « gueule de requin ») ;
- éliminer des complications de la bicuspidie aortique au niveau de l'aorte.

Complications

La bicuspidie aortique peut entraîner :

- une **valvulopathie** avec des fuites aortiques ;
- un **rétrécissement aortique** (fiches 20 et 22) ;
- des fragilités de l'aorte et un risque plus important de formation d'anévrisme aortique et de dissection aortique (fiche 27).

Traitement

Le traitement est chirurgical et repose sur le remplacement de la valve aortique (fiche 22) et le remplacement de l'aorte ascendante (prévention de la dissection aortique).

VOIR AUSSI

- FICHE 2 **Rappel sur l'anatomie de la circulation cardiaque**
- FICHE 20 **Insuffisance aortique**
- FICHE 22 **Remplacement valvulaire aortique par bioprothèse percutanée**
- FICHE 26 **Anévrismes artériels**
- FICHE 27 **Dissection aortique**
- FICHE 50 **Antiagrégants plaquettaires**
- FICHE 72 **Échographies cardiovasculaires**

FICHE 19 Amylose cardiaque

Définition

L'amylose est une pathologie grave et chronique, dont le diagnostic est encore complexe. Elle est l'une des causes des **cardiomyopathies hypertrophiques** et des **cardiomyopathies restrictives** (anomalie de relaxation ventriculaire durant la diastole). L'organisme n'arrive pas à éliminer les fibrilles amyloïdes depuis les protéines de l'organisme humain, elles vont circuler via le système sanguin et vont s'infiltrer au niveau des différents organes (cœur, reins, foie, système gastro-intestinal et système nerveux), provoquant ainsi un dysfonctionnement plus ou moins important des organes atteints ▸ fig. 19.1.

fig. 19.1 ▸ **Processus amyloïde.**

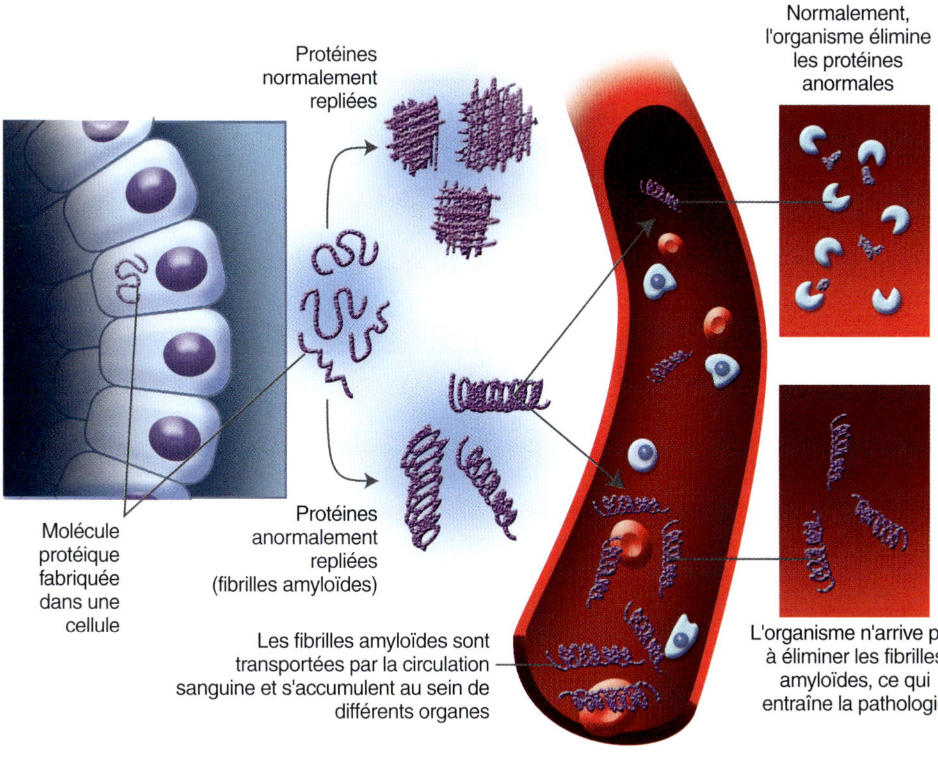

Illustration de Marie Schmitt.

Plusieurs types de protéines peuvent former ces fibrilles, ce qui explique l'existence de différents types d'amyloses :

- l'amylose AL due aux protéines des chaînes légères des anticorps (gammapathie, myélome) ;
- l'amylose TTR due aux transthyrétine mutée ou transthyrétine sauvage (cause génétique ou sénile) ;
- l'amylose AA due aux protéines inflammatoires circulantes A (inflammation chronique).

Symptômes et signes

Au niveau cardiaque

L'infiltration des parois du cœur par les fibrilles amyloïdes provoque un épaississement et une rigidité du myocarde pouvant aller jusqu'à l'insuffisance cardiaque (fiche 13). L'amylose se traduit par :

- une dyspnée ;
- des œdèmes des membres inférieurs, voire un œdème aigu du poumon (fiche 14) ;
- des malaises ou des syncopes (troubles de la conduction atrioventriculaire).

Au niveau des autres organes

L'amylose touchant plusieurs organes, on peut retrouver :

- une **neuropathie périphérique des petites fibres** : crampes, anomalie sensitive, paresthésie, atteinte motrice tardive ;
- une **hypotension orthostatique** (fiche 6) ;
- des **troubles digestifs** : diarrhées, constipation, dénutrition avec perte de poids importante ;
- une **insuffisance rénale** importante ou un syndrome néphrotique ;
- des signes de canal carpien ou de canal lombaire rétréci ;
- un épaississement de la langue (macroglossie) ;
- l'apparition d'ecchymoses périorbitaires spontanées.

Diagnostic

L'amylose cardiaque est une pathologie complexe qui nécessite de nombreuses explorations pour diagnostiquer la pathologie, mais aussi pour rechercher les retentissements sur les autres organes :

- un **ECG** (fiche 68) : troubles de la conduction auriculoventriculaire ;
- une **ETT** (fiche 72) : hypertrophie du VG et du VD, épaississement des valves mitrale et tricuspide, épanchement péricardique ;

- une IRM cardiaque (fiche 73) : anomalies morphologiques, évaluation de l'infiltration du myocarde ;
- une **scintigraphie osseuse** (fiche 73) : orientation diagnostique (une fixation du traceur plus intense au niveau cardiaque qu'au niveau osseux fait suspecter une amylose TTR alors qu'une scintigraphie osseuse normale oriente le diagnostic vers une amylose de type AL) ;
- un **test génétique** par un bilan sanguin : recherche d'une mutation génétique présente dans l'amylose TTR héréditaire ;
- un **bilan sanguin et urinaire** (fiche 74) : dosage des chaînes légères, notamment les chaînes légères libres kappa/lambda (amylose AL), immunoélectrophorèse, électrophorèse des protéines sériques, protéinurie de Bence-Jones ;
- une **biopsie cardiaque** (fiche 7) : recherche de dépôts amyloïdes au niveau cardiaque en complément de différents types d'autres biopsies qui peuvent être préalablement réalisées (glandes salivaires, graisse abdominale, cutanée, nerveuse).

Traitements

Le traitement sera adapté selon le type d'amylose ▸ **tableau 19.1**. S'ajoute à celui-ci le traitement des symptômes :

- œdèmes et dyspnée : administration de **diurétiques** (fiche 57), restriction hydrique et **régime pauvre en sel** ;
- trouble du rythme cardiaque et prévention de la mort subite : **pose de PM ou de DAI** (fiche 44) ;
- prévention de la formation de thrombus intracardiaques dus à la stagnation du sang sur rigidité myocardique (risque d'AVC) : administration d'**anticoagulants** (fiche 49).

Tableau 19.1 ▸ Traitement selon le type d'amylose.

Type d'amylose	Traitement
AL	- Chimiothérapie et immunothérapie (daratumumab) - Greffe cardiaque ou rénale
TTR	- Tafamidis : stabilise la transthyrétine mutée et ralentit la progression de la maladie - Greffe hépatique : supprime le principal organe producteur de TTR ± greffe cardiaque (si cœur sévèrement atteint)
AA	- Traitement de la maladie inflammatoire - La complication la plus grave de l'amylose AA est l'insuffisance rénale terminale pouvant nécessiter une dialyse, voire une greffe rénale

VOIR AUSSI

- FICHE 6 Hypotension artérielle
- FICHE 13 Insuffisance cardiaque
- FICHE 14 Œdème aigu pulmonaire
- FICHE 44 Pose d'un pacemaker ou d'un défibrillateur automatique interne
- FICHE 49 Anticoagulants
- FICHE 57 Diurétiques
- FICHE 68 Enregistrement d'un électrocardiogramme
- FICHE 71 Biopsie myocardique
- FICHE 72 Échographies cardiovasculaires
- FICHE 73 Imageries cardiovasculaires
- FICHE 74 Principaux bilans sanguins et leurs intérêts en cardiologie

Valvulopathies

Situation abordant les sujets suivants

- Unité de soins intensifs de cardiologie (USIC)
- Prise en charge d'un patient porteur d'une sonde d'entraînement électro-systolique externe (fiche 43)
- Prise en charge de la douleur
- Prise en charge d'un patient opéré par TAVI (fiche 22)

Présentation du cas clinique

Vous êtes infirmier en unité de soins intensifs de cardiologie (USIC). Vous accueillez Monsieur F., qui a bénéficié d'une implantation de valve aortique par voie percutanée (TAVI). Vous le prenez en charge au retour de la salle de surveillance post-interventionnelle (SSPI).

DOSSIER PATIENT

Présentation

Monsieur F., patient de 93 ans, a été opéré ce jour d'un rétrécissement aortique calcifié serré (RAC) par TAVI. Cette chirurgie, programmée il y a plusieurs mois, a été décidée suite à une ETT de contrôle demandée par son cardiologue au vu d'une majoration des symptômes de son RAC (douleur thoracique, essoufflement à l'effort).

Un bilan pré-TAVI a été réalisé en hôpital de semaine (HDS) de cardiologie avec ETT, scanner thoracique, doppler des TSA et bilan biologique afin de sélectionner au mieux la prothèse et la voie d'abord.

Antécédents

- Diabète de type 2.
- RAC serré.
- FA permanente depuis 2010, sous anticoagulants depuis mai 2017.
- Prostatite.

Traitement médical à l'entrée

- Acétylsalicylate 75 mg le matin.
- Fluindione 15 mg le soir, relayée par des injections d'HBPM 0,6 mg, deux injections quotidiennes (8 h-20 h) depuis 48 heures.
- Répaglinide 0,5 mg : un comprimé matin et un comprimé midi.
- Régime contrôlé en sucre.
- Protocole d'insuline rapide.
- Tamsulosine 0,4 mg LP le soir.

Histoire de la maladie

Monsieur F. a été installé au bloc opératoire à 9 h 30 ce matin. Lors de la procédure, le patient a présenté des troubles de la conduction cardiaque ayant nécessité la pose d'une sonde d'entraînement électrosystolique externe (SEES – fiche 43). Il a été par la suite transféré en salle de réveil pour surveillance post-interventionnelle avec monitorage cardiaque. Le transfert du patient dans sa chambre en USIC a été décidé dans l'après-midi face à la stabilité de l'état du patient.

Conduite infirmière

- Accueil du patient avec recueil de données et prise des paramètres vitaux, information sur le déroulement de son hospitalisation et sur la nécessité d'un alitement strict au lit (position demi-assise ou décubitus), installation de la chambre pour confort du patient (effets personnels à proximité, sonnette, etc.) et information sur la levée de la mise à jeun et de l'alitement selon indication dans le dossier interventionnel :
  - taille : 1,65 m – poids : 80 kg – IMC : 29,4 (surpoids) ;
  - TA : 126/60 mmHg – SAT : 99 % – pouls : 60 bpm – température : 37,5 °C – HGT : 6 mmol/L ;
  - EN : 0.
- Vérification des dispositifs de soins : présence d'une VVP fonctionnelle (évaluation du point de ponction, intégrité du dispositif et du pansement, reflux), présence d'un pansement compressif selon voie d'abord de l'intervention (pansement compressif efficace en fémoral, absence de saignement et de signes infectieux, pouls pédieux perçu), présence d'une sonde urinaire (diurèse, aspect des urines), SEES au niveau jugulaire (intégrité du pansement et signes locaux, réglage du monitorage cardiaque – fiche 43).
- **Sur prescription**, réaliser un ECG (risque de trouble de la conduction ou BAV), pose d'un monitorage cardiaque avec surveillance clinique rapprochée des paramètres vitaux, de la douleur et surveillance neurologique (risque d'AVC).
- **Sur prescription**, administration des traitements du patient, traitement de la douleur et anticoagulants.
- Le patient restera hospitalisé pour surveillance 48 heures en USIC avec ablation de la SEES à J1 post-TAVI. Il sera par la suite hospitalisé en cardiologie conventionnelle cinq jours avant son transfert dans un service de réadaptation cardiaque pour la suite de la prise en charge.

Évaluation clinique médicale

La prise en charge durant l'hospitalisation du patient par le médecin repose sur :

- la surveillance clinique les premières heures après la réalisation du TAVI : auscultation, surveillance des paramètres vitaux et d'éventuels troubles du rythme (ECG, monitorage cardiaque), surveillance neurologique (risque d'AVC), absence de complication vasculaire selon voie d'abord ;
- le contrôle de l'absence de fuite paraprothétique, de désinsertion et de thrombose de la prothèse par auscultation (souffle diastolique), contrôle par ETT et, en cas de doute, scanner thoracique ;

- la prévention du risque de thrombose sur prothèse : surveillance neurologique, prescription d'antiagrégants plaquettaires (fiche 50), bilan biologique sanguin ;
- la surveillance du risque infectieux par bilan sanguin et surveillance clinique ;
- l'évaluation de l'indication d'une implantation de PM selon risque de troubles du rythme ventriculaire ;
- la surveillance et l'optimisation de la SEES (fiche 43) ;
- l'organisation de la suite de la prise en charge avec suivi cardiaque et ETT à distance pour surveillance prothétique : information du patient sur les signes cliniques et les symptômes de complications (fiche 22).

VOIR AUSSI

- FICHE 21 **Rétrécissement aortique**
- FICHE 22 **Remplacement valvulaire aortique par bioprothèse percutanée**
- FICHE 43 **Sonde d'entraînement électrosystolique externe**
- FICHE 50 **Antiagrégants plaquettaires**

FICHE 20 Insuffisance aortique

Définition

L'insuffisance aortique (IAo) est un **défaut de fermeture de la valve aortique** responsable d'un reflux de sang anormal de l'aorte dans le VG au cours de la diastole (fiche 2). En France, celle-ci a pour principale étiologie une endocardite (30 % des cas – fiche 31). Il existe deux types d'insuffisances aortiques : l'IAo aiguë et l'IAo chronique.

Causes

IAo chronique

- Endocardite avec végétations sur valve aortique (fiche 31).
- Maladie annulo-ectasiante : dilatation de l'anneau aortique ainsi que de l'aorte initiale.
- Rhumatisme articulaire aigu.
- Maladie du tissu élastique : IAo dystrophique.
- Malformation congénitale : bicuspidie aortique (fiche 18).
- Maladie inflammatoire chronique (par exemple, spondylarthrite ankylosante).

IAo aiguë

- Endocardite infectieuse aiguë (fiche 31).
- Dissection aortique (fiche 27) et de la valve aortique.
- Traumatisme aortique.
- Rupture d'un anévrisme du sinus de Valsalva.

Symptômes et signes ‣ tableau 20.1

Tableau 20.1 ‣ Signes des insuffisances aortiques.

IAo chronique	IAo aiguë
Bonne tolérance du patient → Les mécanismes d'adaptation ont le temps de se mettre en place (insuffisance cardiaque chronique compensée)	Mauvaise tolérance du patient → Les mécanismes d'adaptation n'ont pas le temps de se mettre en place
Dilatation et hypertrophie du VG avec lente élévation des pressions du VG : facilitation de l'éjection, meilleure acceptation de la surcharge du volume sanguin	Reflux sanguin brutal et massif dans le VG

Diagnostic

L'IAo est la plupart du temps découverte de manière fortuite, car asymptomatique au début, sur :

- une **radiographie thoracique** (fiche 73) : signes d'insuffisance cardiaque (fiche 13) ou de dilatation de l'aorte ;
- une **ETT** : précision sur le mécanisme de la fuite, évaluation de la tolérance de la fuite (dilatation du VG ou baisse de la FEVG), mesure de la dilatation éventuelle de l'aorte ascendante et de l'anneau, analyse des autres valves ;
- un **ECG** (fiche 68) : recherche d'une hypertrophie du VG ;
- une **ETO** : si suspicion de dissection aortique (fiche 27) ou d'endocardite (fiche 31).

Complications

IAo chronique

Évolution de l'IAo avec un retentissement cardiaque :

- insuffisance du VG sur dilatation du VG ;
- signes d'insuffisance cardiaque (fiche 13) sur dysfonction du VG : dyspnée d'effort puis de repos, asthénie, palpitations ;
- diminution de la perfusion coronaire entraînant un angor stable (fiche 12) ;
- risque élevé d'endocardite (fiche 31).

IAo aiguë

Bonne évolution cardiaque si prise en charge rapide, mais possible :

- insuffisance cardiaque (fiche 13) ;
- OAP (fiche 14) ;
- choc cardiogénique (fiche 15) ;
- signes périphériques : élargissement de la pression artérielle différentielle (diminution de la pression diastolique).

Traitements

IAo chronique

- Surveillance clinique.
- ETT de contrôle régulière (fiche 72).
- Traitement de la dilatation du VG et de l'insuffisance cardiaque : régime hyposodé, diurétiques (fiche 57), vasodilatateurs.
- Prophylaxie de l'endocardite infectieuse avant tout soin invasif.

IAo aiguë

- Traitement de l'insuffisance cardiaque : régime hyposodé, diurétiques (fiche 57), vasodilatateurs.
- Traitement de la cause de l'IAo aiguë.
- Remplacement de la valve aortique par bioprothèse ou par prothèse mécanique (fiche 22). Si dilatation de l'aorte initiale associée, nécessité de chirurgie pour remplacement de l'aorte initiale ± réimplantation des coronaires (intervention de Bentall).

VOIR AUSSI

- FICHE 2 Rappel sur l'anatomie de la circulation cardiaque
- FICHE 12 Angor d'effort
- FICHE 13 Insuffisance cardiaque
- FICHE 14 Œdème aigu pulmonaire
- FICHE 15 Choc cardiogénique
- FICHE 18 Principales cardiopathies congénitales
- FICHE 22 Remplacement valvulaire aortique par bioprothèse percutanée
- FICHE 27 Dissection aortique
- FICHE 31 Endocardite
- FICHE 68 Enregistrement d'un électrocardiogramme
- FICHE 72 Échographies cardiovasculaires
- FICHE 73 Imageries cardiovasculaires

FICHE 21 Rétrécissement aortique

Définition

La valve aortique permet le **passage du sang du VG vers l'aorte** lors de la systole : son rétrécissement entraîne un obstacle à l'éjection du sang du VG.

Causes

Le rétrécissement aortique a pour étiologie :

- une **dégénérescence de l'aorte** : aussi appelée maladie de Mönckeberg, cette **pathologie** touchant la personne âgée (> 70 ans) entraîne des calcifications aortiques augmentant avec le temps et pouvant emprisonner la valve dans un amas de calcaire, en ne laissant qu'un petit orifice central : c'est le **rétrécissement aortique calcifié** (RAC) ;
- une **bicuspidie aortique** (fiche 18) : touchant le sujet jeune, la présence de deux sigmoïdes aortiques au lieu de trois provoque un vieillissement accéléré de la valve par calcification et sténose ;
- une fusion des commissures des valves : rétrécissement aortique post-rhumatismal ou **rhumatisme articulaire aigu** (RAA) ;
- une complication de radiothérapie : rétrécissement aortique **post-radiothérapie** médiastinale ;
- une origine congénitale (fiche 18) : rétrécissement aortique **congénital**.

Symptômes et signes

Un rétrécissement non serré est asymptomatique. En fonction du stade du rétrécissement aortique (serré ou très serré), les symptômes peuvent être majorés, notamment en cas de dilatation du VG :

- **dyspnée**, **syncope**, angor d'effort du fait de la limitation d'augmentation du débit cardiaque lors d'un effort ;
- **souffle systolique** au foyer aortique irradiant aux carotides ;
- diminution ou **abolition du bruit de fermeture aortique** dans les formes évoluées ;
- signes d'insuffisance cardiaque gauche puis droite dans les formes très serrées avec dilatation du VG (fiche 13).

Complications

Afin de lutter contre l'obstacle à l'éjection pour maintenir un débit sanguin suffisant pendant l'effort, le **VG va s'hypertrophier** puis, plus tardivement, se dilater. La **sténose** va devenir de plus en plus importante, entraînant une diminution du débit sanguin (coronaire, cérébrale, pulmonaire, etc.), au départ à l'effort puis au repos. La survie moyenne est d'un à cinq ans après l'apparition des symptômes. On retrouve dans les complications :

- des **troubles du rythme et de la conduction** (fiche 8) pouvant provoquer des syncopes ;
- des **embolies** calcaires périphériques ;
- un risque accru d'**IDM** (fiche 10) ;
- endocardite (rare) ;
- à long terme : risque important de **mort subite**.

Traitement

Lorsque le rétrécissement aortique est serré et/ou symptomatique, il est recommandé :

- un traitement médicamenteux symptomatique : diurétiques (fiche 57), inhibiteurs de l'enzyme de conversion (fiche 51), digitaliques (fiche 56) ;
- un **remplacement valvulaire par valve mécanique** ▸ tableau 21.1 ;
- un **remplacement valvulaire par bioprothèse** ▸ tableau 21.1 : si chirurgie trop risquée, proposition après bilan vasculaire d'implantation de la bioprothèse par voie percutanée (TAVI – fiche 22) ;
- éviter les **sports violents** ;
- si sténose serrée, **contre-indication aux médicaments vasodilatateurs** veineux.

Tableau 21.1 ▸ **Choix du type de prothèse valvulaire.**

Bioprothèse Hétérogreffe d'un tissu porcin ou ovin Durée de vie : 15-20 ans	**Valve mécanique** Prothèse à bille, à disque, à ailettes, etc. Durée de vie illimitée
• Âge > 65 ans • Impossibilité de suivi de traitement au long cours • Refus ou contre-indications aux AVK (fiche 49) : pas de nécessité de traitement anticoagulant à vie, car absence de risque de thrombose → Fréquentes réinterventions pour dégénérescence	• Âge < 65 ans • Déjà traité par AVK ou pouvant suivre un traitement par AVK (observance thérapeutique, pas de contre-indications, BS réguliers avec objectif INR 3,5-4,5 selon modèle – fiche 74) → Peu de dégénérescence

VOIR AUSSI

- FICHE 8 Troubles du rythme et de la conduction
- FICHE 10 Prise en charge d'un patient présentant un syndrome coronarien aigu
- FICHE 13 Insuffisance cardiaque
- FICHE 18 Principales cardiopathies congénitales
- FICHE 22 Remplacement valvulaire aortique par bioprothèse percutanée
- FICHE 49 Anticoagulants
- FICHE 51 Traitements agissant sur l'angiotensine 1 et 2
- FICHE 56 Digitaliques
- FICHE 57 Diurétiques
- FICHE 74 Principaux bilans sanguins et leurs intérêts en cardiologie

FICHE 22

Remplacement valvulaire aortique par bioprothèse percutanée

Définition

Il s'agit d'une procédure réalisée en salle de cathétérisme sous anesthésie locale. Cette procédure consiste à passer un cathéter via l'artère fémorale, l'aorte ascendante (petite ouverture sternale sous AG), l'artère sous-clavière ou l'artère carotidienne. Le cathéter sera remonté jusqu'à la valve aortique calcifiée pour la dilater à l'aide d'un ballonnet. Une fois cette étape réalisée, une bioprothèse valvulaire est mise en place à l'intérieur de l'ancienne valve aortique, où elle est déployée par gonflement d'un ballonnet autour duquel elle était repliée ▸ fig. 22.1.

Indications

Le remplacement valvulaire aortique par bioprothèse percutanée (TAVI) sera proposé après un bilan exploratoire pré-TAVI aux patients > **65 ans** présentant un **RAC serré symptomatique** avec :

- une **contre-indication** ou un risque élevé de mortalité en cas de **chirurgie** conventionnelle (comorbidité, patient âgé) ;
- des **conditions anatomiques défavorables**, comme une artère aorte ascendante calcifiée, une déformation thoracique, des lésions thoraciques cutanées sévères, des antécédents de médiastinite.

fig. 22.1 ▸ Schéma de l'implantation de la valve par TAVI.

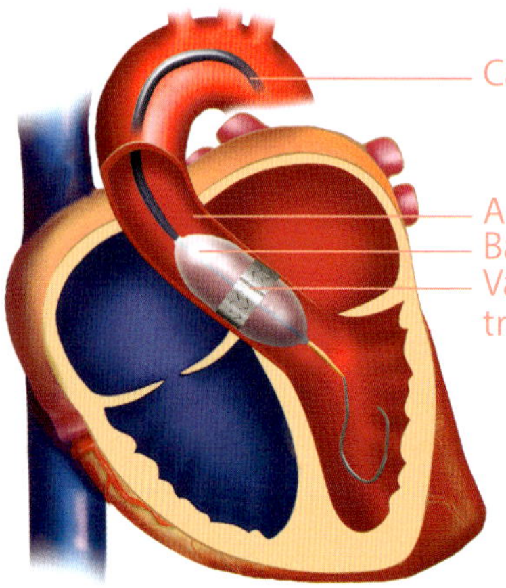

Illustration de Marie Schmitt.

Complications ▸ tableau 22.1

Tableau 22.1 ▸ Complications et conduite à tenir post-TAVI.

Complications/Risques	Surveillance IDE
Douleur	◗ Évaluation de la douleur ◗ **Sur prescription**, administration d'un traitement antalgique (fiche 61)
Accident thrombo-embolique : décrochage d'athérome, risque d'envoi d'embole et donc d'AVC, d'obstruction coronaire, etc.	◗ Surveillance neurologique ◗ Surveillance de douleur thoracique ◗ Surveillance de signes de TVP ou phlébite (fiche 28)
Troubles de la conduction (fiche 8)	◗ **Sur prescription**, réalisation d'un ECG quotidiennement et si apparition d'une douleur thoracique (fiche 68) ◗ Surveillance du patient en USIC par monitorage cardiaque (fiche 48)
Risque au niveau du **point de ponction**	Surveillance des pansements : saignement, hématome, signes infectieux locaux, surveillance vasculaire, pouls distaux
Risque de **fuite paravalvulaire**	ETT de contrôle réalisée par le cardiologue à J + 1 du TAVI (fiche 72)
Risque **hémorragique**	Surveillance hémodynamique toutes les quatre heures
Effets indésirables des anesthésiants : hypothermie, constipation, rétention d'urine, etc.	◗ Surveillance de la température, couvrir le patient (si hypothermie) ◗ Surveillance de la reprise du transit (gaz, selles) et mictionnelle, quantification de la diurèse, surveillance de la sonde urinaire (odeur, douleur, aspect, dépôt, etc.)
Risque **infectieux**	Surveillance du pansement, de la VVP, des paramètres vitaux (température), des signes cliniques (frissons, sueurs, marbrures, etc.)
Risque de **lésions nerveuses**	Surveillance de la conscience, de la motricité, de la sensibilité et de l'orientation temporo-spatiale
Hypoventilation	Surveillance de la fréquence respiratoire, de la saturation en oxygène et des signes cliniques (pâleur, cyanose, marbrures)

Conduite infirmière

- Après un TAVI, le rôle IDE est primordial afin de prévenir les risques liés au - remplacement valvulaire. Pour ce faire, il est important de prendre connaissance du compte-rendu d'intervention afin de connaître les prescriptions du chirurgien ou de l'anesthésiste et de vérifier la présence de matériel à surveiller (SEES, sonde urinaire, drains ou redons, etc.). Les patients étant souvent à jeun, il est important de surveiller leur glycémie capillaire ainsi que les signes de déshydratation.
- En post-TAVI, le patient doit être en **décubitus dorsal durant 24 heures** jusqu'au **contrôle de l'ETT** par le médecin.

VOIR AUSSI

- FICHE 8 Troubles du rythme et de la conduction
- FICHE 28 Thrombose veineuse
- FICHE 48 Pose et surveillance de monitorage cardiaque
- FICHE 61 Antalgiques
- FICHE 68 Enregistrement d'un électrocardiogramme
- FICHE 72 Échographies cardiovasculaires

FICHE 23 Insuffisance mitrale

Définition

La valve mitrale est composée de deux feuillets : une grande et une petite valve. Elle est reliée au muscle cardiaque par un appareil sous-valvulaire composé de piliers et de cordages.

L'insuffisance mitrale (IM) est un **reflux anormal de sang du VG dans l'OG** qui a lieu lors de la systole. L'IM peut être aigu ou chronique et peut avoir diverses causes :

- une **perforation valvulaire** ;
- une dilatation de l'anneau mitral : **IM fonctionnelle** ;
- un **IDM** inférieur (fiche 10) avec nécrose d'un pilier mitral et rupture ischémique : **IM ischémique** ;
- des mouvements valvulaires anormaux, réduits ou amplifiés ;
- une **infection** avec des **végétations sur la valve mitrale** : endocardite (fiche 31) ;
- des formes dystrophiques ;
- une rétractation de la valve ainsi que de l'appareil sous-valvulaire post-RAA (fiche 21).

Symptômes, signes et complications

IM chronique

Au début, bonne tolérance du patient. L'insuffisance cardiaque est compensée par :

- une **dilatation progressive de l'OG** afin d'augmenter la contenance du surplus de sang systolique ;
- une **dilatation du VG** et de l'anneau mitral.

À long terme, peuvent apparaître :

- une aggravation de l'IM avec **souffle systolique** de régurgitation au niveau du foyer mitral ;
- des signes d'**insuffisance cardiaque gauche** (fiche 13) : dyspnée d'effort puis au repos, asthénie, palpitations ;
- une **endocardite** (fiche 31) ;
- des **troubles du rythme auriculaire** (fiche 10) lors de la dilatation de l'OG ;
- une thrombose intracardiaque avec risque d'embolies périphériques.

IM aiguë

Les mécanismes d'adaptation n'ont pas le temps de se mettre en place dans l'IM aiguë, entraînant une mauvaise tolérance du patient avec risque de :

- **OAP** (fiche 14) ;
- **choc cardiogénique** (fiche 15).

Traitement

IM chronique

L'IM chronique étant bien tolérée par le patient, le traitement repose sur la prévention du risque d'aggravation de la pathologie et des complications :

- une **surveillance clinique** régulière avec **ETT** de contrôle ;
- le **traitement de l'insuffisance cardiaque** (fiche 13) : régime hyposodé, diurétiques, vasodilatateurs, etc. ;
- une **anticoagulation** efficace si troubles rythmiques (fiche 49).

IM aiguë

L'absence d'évolution défavorable de l'IM aiguë nécessite une prise en charge rapide en réanimation avec en priorité le **traitement de l'OAP** (fiche 14) puis dans un second temps le traitement de la cause :

- réparation par plastie mitrale si possible (fiche 24) ;
- si valve trop atteinte, remplacement de la valve mitrale par une valve mécanique ou une bioprothèse (fiche 24).

VOIR AUSSI

- FICHE 10 Prise en charge d'un patient présentant un syndrome coronarien aigu
- FICHE 13 Insuffisance cardiaque
- FICHE 14 Œdème aigu pulmonaire
- FICHE 15 Choc cardiogénique
- FICHE 21 Rétrécissement aortique
- FICHE 24 Rétrécissement mitral
- FICHE 31 Endocardite
- FICHE 49 Anticoagulants

FICHE 24 Rétrécissement mitral

Définition

Rare en France mais fréquent en Afrique, le rétrécissement mitral est une **diminution de l'ouverture de la valve mitrale** lors de la diastole provoquant un **obstacle au remplissage du VG**. L'OG se muscle afin de lutter contre cet obstacle (**hypertrophie**) et se dilate, entraînant un gradient de pression diastolique VG/OG.

Normalement, en diastole, l'orifice mitral mesure entre 4 et 6 cm^2. Dans le cas d'un rétrécissement mitral, celui-ci est inférieur à 2 cm^2.

Causes

Le plus souvent, il s'agit d'un **rhumatisme articulaire aigu** (RAA) dans l'enfance suite à une infection à streptocoques (angine dans la plupart des cas) qui peut entraîner un **excès de cicatrisation au niveau de la valve mitrale**. Plus rarement, celui-ci peut être dégénératif ou consécutif à de la radiothérapie.

Symptômes et signes

Souvent **asymptomatique** au début, le rétrécissement mitral devient de plus en plus serré et se manifeste par la suite par :

- une dyspnée d'effort puis de repos avec une orthopnée ;
- une **asthénie** ;
- des **palpitations** sur des troubles du rythme (FA) dus à la dilatation de l'OG (fiche 7) ;
- **une hémoptysie** due à l'élévation des pressions pulmonaires.

On peut aussi retrouver lors d'explorations complémentaires :

- un **roulement diastolique mitral** (roulement de tambour) dû à la rigidité des valves ;
- des signes d'**hypertrophie de l'OG** ou d'arythmie sur l'ECG (fiche 68) ;
- une **cardiomégalie**, des **calcifications**, des signes d'**HTAP** ou des **anomalies anatomiques** (petit VG et grosse OG) sur la radiographie thoracique (fiche 73) ;
- un **épaississement des valves**, une limitation de l'ouverture mitrale sur l'ETT (fiche 72) ;
- des **lésions sur les piliers et cordages** ou une **thrombose** dans l'OG sur l'ETO (fiche 72).

Complications

À long terme, le rétrécissement mitral peut avoir pour complications :

- une **insuffisance cardiaque droite** (fiche 13) ainsi que des **OAP** répétés (fiche 14) dus à l'obstacle au remplissage du VG ;
- une dilatation de l'OG, qui peut augmenter le **risque de thrombus et d'embolie systémique** ;
- des troubles du rythme tels que de la FA ou du flutter (fiche 7) ;
- des signes pulmonaires, voire des infections liées à l'HTAP chronique ;
- une **endocardite** bactérienne (fiche 31).

Traitement

Si le rétrécissement mitral est symptomatique, le traitement de ces symptômes est primordial : administration de digitaliques si arythmie complète (fiche 56), administration de diurétiques et régime pauvre en sel si insuffisance cardiaque (fiche 13), etc.

Le traitement du rétrécissement mitral est chirurgical et indiqué si RM < 1,5 cm^2 et/ou si présence de symptômes :

- la **valvuloplastie mitrale percutanée** est indiquée en première intention. C'est une technique permettant de **dilater la valve mitrale** à l'aide d'un ballonnet gonflé au niveau de l'orifice mitral par voie de **cathétérisme droit** (fiche 70). Durant la procédure, le septum interauriculaire est perforé afin de passer dans l'OG, puis le ballon est mis en place au niveau de l'orifice mitral. On contrôle par échographie le résultat de la dilatation après chaque insufflation du ballon ;
- si la valvuloplastie mitrale par voie percutanée est impossible (thrombus, calcifications), indication de **remplacement de la valve mitrale par une bioprothèse ou par une valve mécanique** *cf.* tableau 21.1.

Conduite infirmière

Bilan préopératoire d'un patient en vue d'une procédure mitrale

- **Recherche de foyer infectieux** et **bilan inflammatoire** : **sur prescription**, prélèvement d'un ECBU, réalisation d'un bilan sanguin (hémocultures, NFS, CRP, etc.), dépistage BMR par écouvillon, information du patient sur le déroulé des imageries (radiographie des sinus et panoramique dentaire) et organisation des consultations ORL et de stomatologie.
- **Si foyer infectieux**, traitement **sur prescription**.
- **Bilan biologique complet** : **sur prescription**, hémostase complète, groupe rhésus et RAI, sérologies virales préopératoires (risque transfusionnel) HIV 1 et 2, hépatites B et C.
- **Évaluation du réseau coronaire** (voir si nécessité de pontage) : information et préparation du patient pour coronarographie (fiche 69).

- **Recherche d'une sténose carotidienne** : information et préparation du patient pour doppler des TSA (fiche 72).
- **Évaluation des volumes pulmonaires** : information et préparation du patient pour exploration fonctionnelle respiratoire (EFR).
- **Consultations préopératoires** : consultations d'anesthésie et chirurgicale.

Surveillance postopératoire puis annuelle d'un patient ayant subi un remplacement valvulaire

- **Risque de thrombose sur prothèse** : surveillance neurologique (risque d'embolies périphériques des MI et MS, risque d'AVC), bonne observance thérapeutique. **Sur prescription**, bilan biologique pour surveillance de l'anticoagulation si valve mécanique (suivi INR, ETP du patient sous AVK – fiche 65).
- **Risque hémorragique** : observance thérapeutique (pas de surdosage), point de ponction postopératoire, absence de saignement. **Sur prescription**, bilan biologique (hémostase, NFS).
- **Risque infectieux** : surveillance de la température postopératoire, prévention de l'endocardite infectieuse avec, **sur prescription**, administration d'antibiotiques en prophylaxie si soins invasifs (fiche 60), bilan biologique infectieux et inflammatoire (fiche 74).
- Information et organisation de la réalisation d'examens complémentaires : radiographie pour recherche de foyer infectieux, ETT pour surveillance de la position et du bon fonctionnement des prothèses (risque de dégénérescence, fuite, sténose, désinsertion sur endocardite ou lâchage de sutures), ECG, etc.

VOIR AUSSI

- FICHE 7 Fibrillation auriculaire
- FICHE 13 Insuffisance cardiaque
- FICHE 14 Œdème aigu pulmonaire
- FICHE 31 Endocardite
- FICHE 56 Digitaliques
- FICHE 68 Enregistrement d'un électrocardiogramme
- FICHE 69 Coronarographie
- FICHE 70 Cathétérisme droit et gauche
- FICHE 72 Échographies cardiovasculaires
- FICHE 73 Imageries cardiovasculaires
- FICHE 74 Principaux bilans sanguins et leurs intérêts en cardiologie

Pathologies des artères périphériques

Situation abordant les sujets suivants

- Chirurgie cardiovasculaire
- Prise en charge d'un patient atteint d'une AOMI (fiche 25)
- Prise en charge de la douleur
- Prise en charge infirmière d'un patient ayant subi une amputation (autonomie, deuil, douleur, ETP et relation d'aide)

Présentation du cas clinique

Vous êtes infirmier en chirurgie vasculaire. Vous prenez en charge Monsieur L., âgé de 67 ans, entrant ce jour pour amputation de deux orteils.

DOSSIER PATIENT

Présentation

Monsieur L. présente une AOMI non invalidante depuis cinq ans. Depuis deux mois, il se plaint d'une claudication à la marche importante et invalidante avec des douleurs importantes au repos. Les douleurs s'intensifient dans la deuxième partie de la nuit, l'obligeant à dormir les jambes pendantes au bord du lit afin de pallier la douleur.

Il y a une semaine, Monsieur L. remarque un changement de couleur (noir) au niveau de ses orteils. Il consulte son médecin de ville qui diagnostique une nécrose des 4e et 5e orteils au niveau du pied gauche de stade IV selon la classification de Leriche et Fontaine (fiche 25, tableau 25.1). Son médecin évalue une diminution du périmètre de marche en dessous de deux cents mètres et adresse le patient au médecin de votre service avec au préalable la réalisation en urgence d'une échographie doppler des membres inférieurs (fiche 72) : celle-ci montre une endartérite aorto-ilio-fémorale sans sténose, une endartérite poplitée importante (70 %) ainsi qu'une sténose serrée tibiale antérieure gauche distale.

Antécédents

- AOMI depuis cinq ans.
- HTA (fiche 5).
- Sédentarité.
- Ulcère gastrique.
- Diabète insulinodépendant.
- SCA ST− Troponine+ (fiche 10) : découverte de lésions tritronculaires (fiche 69) nécessitant la pose de trois stents actifs (fiche 63) et une angioplastie (fiche 63).
- Pas d'allergie connue.

Traitement médical à l'entrée

- Atorvastatine 40 mg (fiche 61).
- Acide acétylsalicylique 75 mg.
- Bisoprolol 1,25 mg (fiche 55).
- Furosémide 250 mg.
- Gabapentine 100 mg matin et soir.
- Lansoprazole 15 mg matin et soir.
- Paracétamol 1 g.
- Patch de trinitrine 5 mg/24 h.
- Ramipril 1,25 mg.
- Tramadol 50 mg si douleur non soulagée par le paracétamol (max. 3 g/jour toutes les 6 heures).
- Traitement du diabète à adapter selon la glycémie (taux de sucre) dans le sang : insuline rapide au moment des repas selon protocole prescrit par endocrinologue et insuline lente le soir au coucher (14 UI).

Histoire de la maladie

Après l'arrivée du patient dans sa chambre, le médecin du service consulte le dossier du patient ainsi que les résultats de l'échographie doppler faite en ville et décide de prescrire la réalisation d'une angiographie tibiale antérieure gauche et poplitée (fiche 73). Après les résultats de celle-ci le lendemain matin, le médecin décide d'annoncer lors de la visite pluridisciplinaire auprès du patient et de sa femme l'indication d'une amputation chirurgicale de deux orteils dans 48 heures.

Conduite infirmière

- Accueil du patient avec vérification de son identité (nom, prénom, date de naissance, sexe), recueil de données et prise des paramètres vitaux, information sur le déroulement de son hospitalisation, relation d'aide (fiche 67) devant le choc psychologique du patient (pleurs, ne pose pas de question, se dit « révolté car cette amputation est la faute de son médecin ») :
  - taille : 1,68 m – poids : 58 kg – IMC : 20,55 (poids normal) ;
  - TA : 122/61 mmHg – SAT : 99 % – pouls : 64 bpm – température : 36,7 °C – HGT : 7,8 mmol/L ;
  - EN : 0.
- **Sur prescription**, réalisation d'un ECG (BAV I déjà connu – fiche 68), bilan sanguin (CRP augmentée, reste du bilan biologique normal – fiche 74).
- Transmissions au médecin de l'état psychologique du patient et décision d'appeler la psychologue du service pour accompagnement du patient dans son deuil et dans l'acceptation du changement de son image corporelle.
- Préparation du patient préopératoire : information du patient et récupération du consentement avec le médecin, dépilation du membre opéré, douche antiseptique, vérification de l'intégralité du dossier médical. **Sur prescription**, mise à jeun stricte à minuit.

▷

- **Sur prescription**, pose d'une VVP et administration d'un traitement anxiolytique.

Surveillance postopératoire du patient après une amputation d'orteils

- Risque d'état de choc : surveillance des paramètres vitaux, de l'état clinique du patient.
- Vérification des dispositifs de soins : présence d'une VVP fonctionnelle (évaluation du point de ponction, intégrité du dispositif et du pansement, reflux), présence d'un pansement au niveau du membre amputé (absence de saignement, intégrité, pas de signes infectieux), présence d'un drain (système d'aspiration en place, quantification du liquide drainé et aspect – fiche 47).
- Risque hémorragique : état et intégrité du pansement. **Sur prescription,** réalisation d'un bilan sanguin de contrôle (NFS et hémostase pour surveillance d'un saignement interne et du traitement anticoagulant – fiche 74).
- Risque infectieux : contrôle de la douleur, de la température et des signes inflammatoires locaux, surveillance du système de drainage (fiche 47).
- Risque thrombo-embolique : surveillance vasculaire (pansement non compressif, présence des pouls périphériques, coloration, hématome, surveillance cutanée, chaleur, sensibilité, mobilité, etc.). **Sur prescription,** administration du traitement anticoagulant (fiche 49).
- Risque de douleur du membre fantôme (douleur au niveau du membre amputé) : évaluation de la douleur avec si besoin. **Sur prescription**, administration d'antalgiques (fiche 61), humidification du pansement avant réfection toutes les 24 heures pour ne pas retirer les tissus cicatrisants.
- Risque d'escarres : surveillance de l'état cutané, massage des points d'appui et changement de position, mise en place d'un matelas anti-escarre si besoin.
- Risque de perte de confiance en soi : surveillance de l'état émotionnel (humeur, anxiété, émotions, perte d'appétit, etc.), relation d'aide (fiche 67), éducation du patient pour réautonomisation, suivi psychologique.
- Aide à l'installation du patient : surélever les pieds du lit (prévention d'un œdème local), aide à la mobilisation du patient.

Le patient restera hospitalisé en surveillance plusieurs jours avant transfert pour suite de prise en charge en réadaptation cardiovasculaire.

Évaluation clinique médicale

La prise en charge durant l'hospitalisation du patient par le médecin repose sur :

- l'évaluation de la sténose et la recherche d'une ischémie : interrogatoire (douleur d'effort, modification des habitudes de position, diminution de l'activité physique, etc.) et évaluation clinique (hypoxie musculaire, abolition des pouls, siège d'apparition des crampes), écho-doppler des MI (lésions artérielles, sténose), examen cardiaque et pulmonaire complet avec paramètres vitaux et mesure de l'indice de pression systolique (rapport de la pression artérielle systolique au bras et à la jambe homolatérale – plus il est bas, plus l'AOMI est sévère) ;

- l'évaluation de l'état cutané du patient : **dépilation**, **sécheresse cutanée** en aval des lésions (ischémie cutanée chronique), **nécroses** cutanées distales (gangrène ischémique) ;
- la recherche de FDR cardiovasculaires : bilan biologique (bilan lipidique, glycémie à jeun), bilan des lésions vasculaires par angioscanner ou artériographie (recherche d'autres pathologies vasculaires associées, évaluation de l'étendue des lésions et étiologie de l'AOMI – athérome, artérite, artériopathie non athéromateuse) ;
- la recherche de l'indication d'une revascularisation ou d'une amputation selon la gravité de l'AOMI ;
- la recherche de complications postopératoires : état de choc, hémorragie, évolution de la gangrène, risque infectieux, risque ischémique, etc. ;
- l'organisation du devenir du patient : réautonomisation du patient avec hospitalisation pour réhabilitation à la marche, traitement des FDR cardiovasculaires, surveillance à distance de l'évolution des lésions, réfection du pansement avec si besoin orientation pour appareillage, etc.

VOIR AUSSI

- FICHE 5 Hypertension artérielle
- FICHE 10 Prise en charge d'un patient présentant un syndrome coronarien aigu
- FICHE 25 Artériopathies oblitérantes des membres inférieurs
- FICHE 47 Soins et surveillance des drainages
- FICHE 49 Anticoagulants
- FICHE 61 Antalgiques
- FICHE 63 Angioplastie transluminale et pose de stents
- FICHE 67 Relation d'aide
- FICHE 68 Enregistrement d'un électrocardiogramme
- FICHE 69 Coronarographie
- FICHE 72 Échographies cardiovasculaires
- FICHE 73 Imageries cardiovasculaires
- FICHE 74 Principaux bilans sanguins et leurs intérêts en cardiologie

FICHE 25 Artériopathies oblitérantes des membres inférieurs

Définition

L'artériopathie oblitérante des membres inférieurs (AOMI) est la conséquence d'une **ischémie progressive** par sténose et occlusions artérielles limitant le flux sanguin dans les membres inférieurs.

Causes

La principale cause étant l'**athérosclérose** (fiche 3), elle peut aussi avoir pour étiologies une **artérite post-radiothérapie** ou, plus rarement, une **artérite inflammatoire** (maladies de Buerger, Takayashu, etc.).

L'AOMI impacte surtout les hommes (fumeurs dans 90 % des cas) avec une incidence importante chez les patients âgés de 55 à 60 ans. Elle est favorisée par les FDR cardiovasculaires (fiche 3), notamment l'HTA, le diabète, le tabac ou encore l'hypercholestérolémie.

Symptômes et signes

Les FDR cardiovasculaires (en particulier le tabagisme) favorisent la formation d'**athéromes**, réduisant petit à petit le calibre de toutes les artères s'ils sont non traités et qui peuvent évoluer vers :

- une **baisse de la perfusion des MI** à l'effort (diminution de la chaleur du côté atteint) ;
- l'apparition de **crampes douloureuses** à l'effort avec **claudication intermittente** qui entraîne une baisse de l'activité physique : plus les lésions seront serrées et diffuses, plus la claudication lors de la marche sera précoce ;
- des **douleurs des MI au repos** si décrochage de l'athérome ;
- une **disparition totale du pouls** en aval de l'occlusion ;
- des **déficits neurologiques** périphériques ischémiques ;
- une **gangrène distale** : stade ultime de l'AOMI, l'**ischémie du membre** par obstruction complète de l'artère par embolie ou thrombose est responsable d'une nécrose plus ou moins étendue des extrémités avec possible ulcération nécessitant des amputations progressives.

Les AOMI sont classées selon leur stade d'évolution (classification de Leriche et Fontaine, ▸ tableau 25.1) : après dix ans d'évolution de la pathologie, la mortalité est de 50 %.

Tableau 25.1 ▸ Classification de Leriche et Fontaine.

STADE I	Asymptomatique avec disparition des pouls
STADE II	Claudication à la marche intermittente, crampe d'un ou des deux mollets douloureuse à l'effort, cessant au repos
STADE III	Douleur en position allongée obligeant le patient à laisser pendre ses jambes au bord du lit afin d'améliorer la perfusion distale
STADE IV	Ischémie critique avec troubles trophiques distaux cutanés, neurologiques ou vasculaires (ulcère, nécrose cutanée, gangrène) et douleur permanente

Source : Leriche R, Fontaine M. Claudication intermittente et artériopathie oblitérante. *La Presse Médicale*, 1954.

Diagnostic

Le bilan des lésions vasculaires nécessite :

- la réalisation d'un **écho-doppler des membres inférieurs** : recherche du siège exact, du niveau et de la sévérité de l'atteinte artérielle, différenciation entre sténose serrée et occlusion, recherche d'un éventuel anévrisme ;
- la réalisation d'une **artériographie des membres inférieurs et de l'aorte sous-rénale**, indispensable au chirurgien pour décider de la nécessité de l'intervention : visualisation de l'état des artères distales, localisation exacte des sténoses et des circulations collatérales ;
- la recherche d'une atteinte coronaire par **ECG** (fiche 68), **ETT** (fiche 72), **test d'ischémie myocardique** et **coronarographie** (fiche 69) ;
- la recherche d'une atteinte cérébrale par **écho-doppler des TSA** (fiche 72) et **scanner cérébral**.

Traitement

Mesures hygiéno-diététiques

L'association de mesures hygiéno-diététiques (fiche 3) permet une prévention primaire et/ou secondaire des FDR cardiovasculaires afin de limiter l'aggravation de l'AOMI.

Traitements médicamenteux

- **Vasodilatateurs** au long cours et en IV si épisode aigu (fiche 58) ;
- **Antiagrégants plaquettaires** (fiche 50) ;
- **Anticoagulants** : héparine lors d'épisodes aigus puis AVK (fiche 49).

Angioplastie transluminale percutanée (ATL)

L'ATL (fiche 63) est une **dilatation de l'artère sténosée** par pose de stent (fiche 63) pratiquée lors de sténose des artères de gros calibre (iliaques, fémorales communes ou externes).

Chirurgie

- **Sonde de Fogarty** : cathétérisme artériel permettant de désobstruer l'artère occluse lors d'une ischémie aiguë du membre. Le caillot est franchi par la sonde puis ramené à proximité grâce à un ballonnet gonflé dans l'artère.
- **Pontage artériel** : indication si occlusion proximale avec localisation principale fémoro-poplitée, fémoro-fémorale croisée et aorto-bifémorale ;
- **Dénervation** : si impossibilité de réalisation d'un pontage artériel, dénervation par **sympathectomie lombaire** pour obtenir une vasodilatation artérielle permanente.
- **Curetage artériel** : endartériectomie.
- **Amputation** : si ischémie terminale.

VOIR AUSSI

- FICHE 3 Épidémiologie, facteurs de risques et prévention
- FICHE 49 Anticoagulants
- FICHE 50 Antiagrégants plaquettaires
- FICHE 58 Anti-ischémiques
- FICHE 63 Angioplastie transluminale et pose de stents
- FICHE 68 Enregistrement d'un électrocardiogramme
- FICHE 69 Coronarographie
- FICHE 72 Échographies cardiovasculaires

FICHE 26 Anévrismes artériels

Définition

Un anévrisme est une **dilatation localisée d'une artère** (augmentation de son calibre) associée à une perte de parallélisme de ses bords. Les anévrismes artériels touchent principalement l'**aorte abdominale sous-rénale** ou l'**aorte thoracique**.

Causes

L'**athérosclérose** (fiche 3) provoque une dilatation plus ou moins rapide ainsi qu'une fragilisation des artères, responsable de la formation d'anévrismes (situés le plus souvent au niveau de l'aorte abdominale) dont le risque majeur est la **rupture d'anévrisme**. Les autres causes sont :

- le vieillissement ;
- l'HTA (fiche 5) ;
- une pathologie du tissu élastique : par exemple, maladie de Marfan, etc. ;
- une atteinte vasculaire inflammatoire : par exemple, maladie de Behçet, maladie de Takayashu, etc.

Symptômes et signes

En présence d'un anévrisme, le patient peut présenter des **douleurs abdominales** ou une **douleur thoracique** le poussant à consulter. Lors d'une suspicion d'anévrisme aortique, le médecin réalise :

- une palpation abdominale : présence d'une **masse** au-dessus de l'ombilic au niveau central, battante et expansive à chaque systole avec **auscultation** à la recherche d'un **souffle** ;
- une **échographie** : confirmation du diagnostic, mesure de la taille et précision de la position exacte de l'anévrisme par rapport aux artères rénales et à la bifurcation aortique, recherche d'une thrombose partielle de l'anévrisme (possible formation de thrombus dans le sac anévrismal aortique) ;
- si besoin (diamètre de l'anévrisme > 40 mm), une **artériographie** pour visualiser précisément les rapports avec les branches collatérales pour intervention chirurgicale ;
- un **examen cardiovasculaire** : recherche d'un souffle cardiaque, de signes d'insuffisance cardiaque (fiche 13) et d'autres localisations d'athéromes.

Traitement

La mise en place d'un traitement de l'athérosclérose et le contrôle des facteurs de risque cardiovasculaires permettent de prévenir le risque d'augmentation plus ou moins rapide du volume de l'anévrisme.

Au-dessus d'une certaine taille de l'anévrisme, d'une évolution rapide ou lorsqu'il y a un **syndrome de fissuration**, le traitement est **chirurgical** (mise à plat-greffe de l'anévrisme avec **extraction du thrombus**). Dans certains cas, la pose d'une **endoprothèse** (qui remplace le segment dilaté) par voie artérielle peut être réalisée, avec réimplantation des éventuelles branches collatérales naissantes.

Complications

- **Fissuration ou prérupture** : douleurs souvent intenses accompagnées d'une hyperthermie (syndrome inflammatoire) annonciatrice d'une rupture d'anévrisme dont l'évolution est souvent mortelle, car elle provoque une **hémorragie cataclysmique**.
- **Thrombose** dans l'anévrisme pouvant provoquer des **embolies** périphériques.
- **Compression des organes voisins** (uretères, duodénum, racines nerveuses, etc.).
- **Risque de rupture d'anévrisme** : l'hémorragie massive que cela provoque est souvent mortelle.

VOIR AUSSI

FICHE 3 **Épidémiologie, facteurs de risques et prévention**
FICHE 5 **Hypertension artérielle**
FICHE 13 **Insuffisance cardiaque**

FICHE 27 Dissection aortique

Définition

Il s'agit d'une **déchirure de la paroi aortique** progressant sous la poussée du flux sanguin, provoquant la création d'un faux chenal dans la paroi du vaisseau et pouvant entraîner la **rupture de l'aorte**. C'est une pathologie grave, fréquemment mortelle, et nécessitant une prise en charge en urgence.

Trois tuniques composent la paroi aortique : l'intima (interne), la média et l'adventice (externe). La fragilisation de la paroi aortique dans certaines pathologies entraîne un risque de déchirure de la média, entraînant la formation d'hématomes intrapariétaux. Si cette **fissure** va jusqu'à l'intima, l'irruption brutale de sang artériel au sein de cette fissure va provoquer une progression rapide de cette déchirure et la création d'une seconde lumière dans l'épaisseur de la paroi aortique, appelée « faux chenal ».

On distingue deux types de dissections aortiques selon la porte d'entrée (point de départ) du faux chenal ▸ fig. 27.1.

fig. 27.1 ▸ **Différents types de dissections aortiques.**

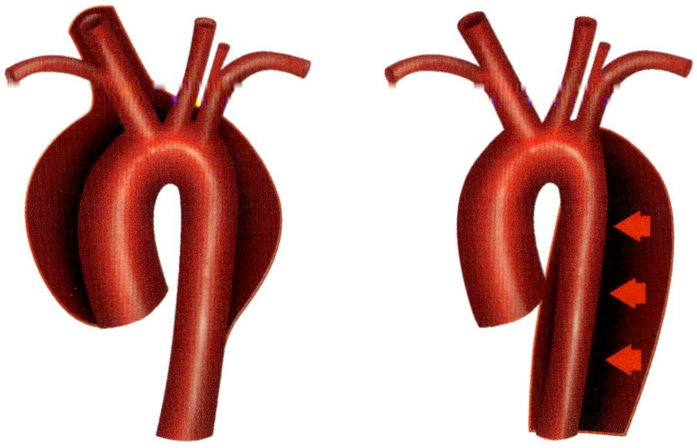

Illustration de Marie Schmitt.

Dissection aortique de type A

- Débute sur l'**aorte ascendante** (initiale) et s'étend sur toute l'**aorte thoracique**, peut aller jusqu'à l'**aorte abdominale**.
- Dissection plus grave que type B : risque de déchirure des sigmoïdes pouvant entraîner une insuffisance aortique, **rupture de l'aorte initiale** avec **hémopéricarde** massif mortel (mortalité spontanée et de plus de 50 % en 48 heures).

Dissection aortique de type B

- Débute après l'artère sous-clavière gauche : touche l'**aorte descendante** et potentiellement l'**aorte abdominale**.
- Meilleur pronostic que type A : risque de **dilatation de l'anévrisme** de l'aorte thoracique avec un **risque de rupture secondaire**.

Causes

Les principales étiologies de dissections aortiques sont :

- l'HTA (fiche 5) ;
- l'athérosclérose (fiche 3) ;
- les anomalies constitutionnelles du tissu élastique : syndrome de Marfan, etc. ;
- des causes iatrogènes : cathétérisme cardiaque, ballon de contre-pulsion, antécédents de chirurgie cardiaque.

Symptômes et signes

La dissection aortique provoque une **douleur** très **intense** due à la déchirure de la paroi artérielle, la douleur étant si violente qu'elle peut provoquer la **syncope**. Cette douleur a un caractère « migrateur », car la dissection progresse vers l'aval : elle débute au niveau de la poitrine ou du dos et se déplace de haut en bas. L'examen clinique du médecin consiste en la recherche de :

- **signes de choc** (fiche 15) : marbrures, collapsus, polypnée ;
- **disparition** d'un ou de plusieurs **pouls**, étant l'une des manifestations de l'occlusion d'une branche collatérale due à la dissection ;
- **signes d'ischémie d'un organe** : ischémie mésentérique, anurie lors de dissection des artères rénales ou ischémie d'un membre ;
- une **asymétrie tensionnelle** et une **asymétrie des pouls au niveau des membres supérieurs** ;
- un **souffle d'insuffisance aortique** (fiche 20) apparu récemment, faisant fortement suspecter un type A.

Le diagnostic de dissection aortique peut être posé en réalisant des examens complémentaires :

- l'**angioscanner** ou **angio-IRM thoracique** en première intention selon disponibilité (fiche 73) ;
- l'**ETO** (fiche 72) : plus performant que le scanner, permet de visualiser clairement l'aorte thoracique dans sa totalité, des sigmoïdes aortiques au diaphragme, de délimiter le vrai du faux chenal, de localiser la porte d'entrée (intérêt si chirurgie) ;
- l'**ECG** (fiche 68) : recherche de signes d'ischémie myocardique en cas de dissection coronaire.

Traitement

Dissection aortique de type A

Une intervention chirurgicale en extrême urgence est nécessaire afin de remplacer l'aorte ascendante et, si besoin, remplacer la valve aortique (fiche 22).

Dissection aortique de type B

La chirurgie peut être envisagée si menace de rupture. La prise en charge de la dissection aortique de type B repose sur une surveillance hospitalière et la recherche d'une diminution de la pression artérielle systolique aux environs de 110 mmHg.

VOIR AUSSI

- FICHE 3 Épidémiologie, facteurs de risques et prévention
- FICHE 5 Hypertension artérielle
- FICHE 15 Choc cardiogénique
- FICHE 20 Insuffisance aortique
- FICHE 22 Remplacement valvulaire aortique par bioprothèse percutanée
- FICHE 68 Enregistrement d'un électrocardiogramme
- FICHE 72 Échographies cardiovasculaires
- FICHE 73 Imageries cardiovasculaires

Pathologies veineuses

Situation abordant les sujets suivants

- Unité de soins intensifs de cardiologie (USIC)
- Évaluation et surveillance des traitements anticoagulants (fiche 49)
- Prise en charge d'un patient présentant une embolie pulmonaire (fiche 29)
- Identification des FDR cardiovasculaires (fiche 3)
- Prise en charge de la douleur

Présentation du cas clinique

Vous êtes infirmier en unité de soins intensifs de cardiologie (USIC). Vous accueillez ce jour Madame D., patiente de 45 ans, accompagnée directement dans sa chambre par le SAMU.

DOSSIER PATIENT

Présentation

Madame D. est commerciale pour une entreprise de jouets pour enfants. Elle vit avec son mari en maison à quarante kilomètres de son bureau où elle se rend en voiture. Mariée, sans enfant, elle est amenée dans le cadre de son travail à être en déplacement professionnel à l'étranger trois à quatre fois par mois, notamment en Asie et aux États-Unis.

Aujourd'hui, Madame D. revient de Chine, avec une escale d'une heure à Dubaï. Exténuée, elle a dormi durant tout le vol sachant qu'elle retourne au bureau ce matin afin de réaliser un compte-rendu à ses collègues des trois réunions auxquelles elle a assisté. Au moment de descendre de l'avion, Madame D. est victime d'un malaise avec douleur thoracique et perte de connaissance d'une vingtaine de secondes.

Antécédents

- Aucun antécédent.
- Pas d'allergie connue.

Traitement médical à l'entrée

Aucun traitement médical.

Histoire de la maladie

À son arrivée de voyage d'affaires, au moment de descendre de l'avion, Madame D. ressent une douleur thoracique et perd connaissance durant environ 20 secondes. L'équipe médicale de l'aéroport est sur place en quatre minutes, appelle le SAMU après avoir émis l'hypothèse diagnostique d'embolie pulmonaire et débute un traitement anticoagulant. Le SAMU prend en charge la patiente afin d'assurer son transfert jusqu'en USIC. Les paramètres vitaux de Madame D. sont stables, hormis une hypertension artérielle à 160/80 mmHg.

Conduite infirmière

- Accueil de la patiente avec vérification de son identité (nom, prénom, date de naissance, sexe), recueil de données et prise des paramètres vitaux :
  - taille : 1,60 m – poids : 75 kg – IMC : 29,3 (surpoids).
  - TA : 152/66 mmHg – SAT : 99 % – pouls : 104 bpm – température : 36,2 °C – HGT : 4,6 mmol/L ;
  - EN : 0.
- **Sur prescription,** pose d'une VVP (si VVP posée par le SAMU, vérification de la VVP – fiche 39), réalisation d'un bilan sanguin complet avec D-dimères et gaz du sang (D-dimères supérieurs à la norme, gazométrie artérielle et reste du bilan correct – fiche 74), administration d'un traitement anticoagulant, réalisation d'un ECG (normal – fiche 68), alitement strict au lit jusqu'à pose du diagnostic et traitement, pose d'un monitorage cardiaque (fiche 48) et surveillance des paramètres vitaux et cliniques.
- Information de la patiente sur l'indication et le déroulé de la radiographie thoracique, de l'écho-doppler des MI et de l'angioscanner thoracique demandé par le médecin suite aux résultats du bilan sanguin, organisation du transfert en imagerie.
- Après retour de l'imagerie (thrombose veineuse profonde poplitée droite, embolie pulmonaire non sévère – fiche 28), annonce du diagnostic faite par le médecin.
- **Sur prescription,** pose des bas anti-thrombose adaptées à sa taille, alitement strict jusqu'au lendemain matin, administration d'anticoagulant à dose curative.

La patiente restera hospitalisée 24 heures en USIC. Le premier lever est réalisé le lendemain matin, soit 24 heures après la première injection d'anticoagulant. La patiente rentrera à J2 au domicile avec poursuite du traitement par HBPM au domicile, arrêt maladie d'un mois et suivi par médecin traitant. Une ETT sera réalisée en ville, ainsi qu'un bilan biologique de contrôle à distance. La patiente est informée des signes et symptômes à surveiller et de l'importance du suivi de la maladie.

Évaluation clinique médicale

La prise en charge durant l'hospitalisation du patient par le médecin repose sur :

- l'élimination d'un diagnostic de tamponnade (fiche 34) ou de dissection aortique (fiche 27) : diagnostic différentiel nécessitant une prise en charge (PEC) en urgence et contre-indication aux anticoagulants ;
- la recherche d'une TVP : interrogatoire (stase sanguine, insuffisance cardiaque ou respiratoire, chirurgie, immobilisation, traumatisme, thrombophilie, etc.), examen clinique (signes cliniques de la TVP MI et/ou MS), bilan biologique (D-dimères), écho-doppler des MI ;
- la recherche d'une migration pulmonaire (embolie pulmonaire – fiche 29) : interrogatoire et examen clinique (dyspnée, toux, douleur thoracique, tachycardie), bilan biologique (signe d'hypoxémie, alcalose), ECG, radiographie thoracique, angioscanner thoracique ;

- la recherche de signes de gravité : cœur pulmonaire aigu, hypoxémie, HTAP, insuffisance cardiaque, bas débit, extension de la TVP, etc. ;
- le traitement de la TVP : contentions veineuses, traitement anticoagulant si besoin ;
- si diagnostic d'EP avec signes de gravité : thrombolyse (fiche 28), chirurgie sous ECMO, transfert en réanimation, etc. ;
- l'organisation du devenir du patient : retour à domicile, traitement anticoagulant avec surveillance biologique si besoin.

VOIR AUSSI

- FICHE 3 **Épidémiologie, facteurs de risques et prévention**
- FICHE 27 **Dissection aortique**
- FICHE 28 **Thrombose veineuse**
- FICHE 29 **Embolie pulmonaire**
- FICHE 34 **Tamponnade**
- FICHE 39 **Pose d'une voie veineuse périphérique**
- FICHE 48 **Pose et surveillance de monitorage cardiaque**
- FICHE 49 **Anticoagulants**
- FICHE 68 **Enregistrement d'un électrocardiogramme**
- FICHE 74 **Principaux bilans sanguins et leurs intérêts en cardiologie**

FICHE 28 Thrombose veineuse

Définition

La thrombose veineuse, ou **phlébite**, est la formation anormale d'un **caillot sanguin dans une veine**, dans la plupart des cas au niveau des membres inférieurs. Celle-ci peut toucher une veine périphérique, ce qui empêchera la bonne oxygénation des tissus proches, mais si la thrombose veineuse touche une veine plus grosse, elle peut entraîner de graves complications : c'est la **thrombose veineuse profonde**.

Causes

La thrombose veineuse peut avoir diverses étiologies :

- une **mauvaise coagulation** : mauvaise fluidité du sang qui peut former un caillot sanguin ;
- une **stase veineuse** : le sang circule lentement, notamment lorsque le patient est alité. Le corps répond à cette stase par l'activation de l'hémostase, ce qui entraîne par le ralentissement sanguin l'accumulation de globules rouges et donc un caillot sanguin obstruant la lumière.

La formation de thrombus peut être favorisée par :

- une **insuffisance veineuse chronique** ;
- une **thrombophilie** génétique ou une **mutation du gène JAK2** (polyglobulie) ;
- une **hypercoagulabilité** sanguine ;
- la **sédentarité** ;
- une **immobilisation prolongée** des membres inférieurs, notamment post-chirurgicale en cas d'alitement prolongé, d'où une anticoagulation préventive (fiche 49).

Les **femmes** sont plus à risque de développer des thromboses veineuses, notamment durant la grossesse, si elles utilisent une contraception hormonale ou prennent des corticoïdes.

Symptômes et signes

La thrombose veineuse peut être **asymptomatique** jusqu'à complication, d'où la nécessité de réaliser un bilan sanguin en présence de facteurs de risques (bilan d'hémostase avec D-dimères – fiche 74). Les symptômes pouvant apparaître sont :

- une **douleur soudaine** au niveau des membres inférieurs avec augmentation de la chaleur du membre concerné ;
- une **tachycardie** ;
- un **œdème du membre inférieur** avec réseau veineux marqué ;
- un membre devenu bleu, froid, témoignant d'une ischémie : les pouls pédieux peuvent disparaître, ce qui orienterait vers une **urgence médicale**.

Afin de diagnostiquer la thrombose veineuse, le médecin a besoin de plusieurs examens complémentaires se rajoutant au bilan sanguin :

- une **radiographie thoracique** (fiche 73) afin de prévenir les complications, notamment emboliques ;
- un **écho-doppler veineux des membres inférieurs** (fiche 72) afin de diagnostiquer un thrombus ;
- un **ECG** (fiche 68).

Complications

Selon la localisation du thrombus, celui-ci peut entraîner :

- une **aggravation du thrombus** : le thrombus continue de grossir, ce qui peut entraîner une **ischémie du membre** inférieur avec douleur plus vive ;
- une **embolie pulmonaire** (fiche 29) ;
- des **ulcères** ou des **varices** (fiche 30).

Traitement

Au vu des facteurs favorisants (alitement prolongé ou après une chirurgie), une **anticoagulation préventive** permet d'éviter l'apparition d'un thrombus, notamment par héparine administrée en voie sous-cutanée (fiche 49). Si la thrombose veineuse est diagnostiquée, le traitement de prédilection est aussi une **anticoagulation** à administrer en **dose curative à introduire le plus rapidement possible** afin de prévenir l'embolie pulmonaire ou l'extension de la thrombose : HNF, HBPM ou AVK (fiche 49).

En complément du traitement médicamenteux, le port de **bas ou de bandes de contention veineuse élastiques** est indiqué dès diagnostic de la thrombose veineuse, et ce durant deux ans.

Rappel : à ce jour, les recommandations médicales tendent vers un lever précoce (le plus tôt possible) après introduction d'anticoagulants et de contentions veineuses en l'absence d'embolie pulmonaire afin d'éviter la stase sanguine.

VOIR AUSSI

- FICHE 29 Embolie pulmonaire
- FICHE 30 Varices
- FICHE 49 Anticoagulants
- FICHE 68 Enregistrement d'un électrocardiogramme
- FICHE 72 Échographies cardiovasculaires
- FICHE 73 Imageries cardiovasculaires
- FICHE 74 Principaux bilans sanguins et leurs intérêts en cardiologie

FICHE 29 Embolie pulmonaire

Définition

L'embolie pulmonaire est une pathologie entraînée par le **déplacement d'un thrombus** des veines périphériques **jusqu'à la circulation pulmonaire** (fiche 28). Le plus souvent, ce caillot provient des MI, mais il peut aussi avoir pour localisation les MS (dispositifs médicaux invasifs) ou une veine thoracopelvienne en amont des poumons. Les vaisseaux étant de calibre de plus en plus petit, le caillot finit par obstruer la circulation sanguine de manière partielle, voire complète. En cas de doute, il faut toujours considérer que le patient souffre d'une embolie pulmonaire jusqu'à preuve du contraire.

Causes

Les facteurs de risques sont :

- l'**alitement** strict prolongé ;
- la **grossesse** ou un traitement contraceptif ;
- la prise de **corticoïdes ;**
- le **surpoids ;**

Une infection ou un **cancer** (notamment pulmonaire) peuvent aussi favoriser l'embolie pulmonaire, qui sera causée par la formation d'un sepsis ou d'une masse tumorale obstruant la lumière du vaisseau.

Symptômes et signes

Les signes de l'embolie pulmonaire peuvent apparaître soudainement ou de manière progressive :

- tout **signe de TVP** (fiche 28) ;
- si embolie soudaine : apparition brutale d'une **douleur thoracique** s'intensifiant à la respiration avec possible **tachycardie**, **perte de connaissance, hémoptysies** et/ou **dyspnée** (urgence immédiate) ;
- un **choc cardiogénique** (fiche 15).

Afin d'écarter ou de confirmer l'embolie pulmonaire, le médecin va prescrire les examens nécessaires pour rechercher les causes de l'embolie pulmonaire :

- un prélèvement sanguin de **D-dimères** (fiche 74) et une gazométrie artérielle (recherche de l'effet shunt : $PaO_2 + PaCO_2 < 120$) ;
- une **angiographie thoracique** pour confirmer et localiser l'embolie pulmonaire ;
- un **écho-doppler** des MI et des MS (fiche 72) ;
- une **ETT** (fiche 72) et un **cathétérisme droit** (fiche 70) afin d'évaluer les complications de l'embolie pulmonaire : HTAP et complications cardiaques pour cathétérisme droit et état de l'OD et du VD pour ETT.

Rappel : en cas d'apparition de ces signes et en présence de facteurs favorisants, le traitement préventif est recommandé afin d'éviter toute complication.

Complications

L'embolie pulmonaire est une urgence qui peut entraîner :

- une **obstruction** complète de l'**artère pulmonaire** pouvant entraîner une hypoxie, voire un arrêt circulatoire (fiche 41) ;
- une **insuffisance respiratoire** aiguë avec hypoxémie ;
- une insuffisance cardiaque droite (fiche 13) ;
- un **choc cardiogénique** (fiche 15) ;
- une HTAP avec un **cœur pulmonaire** aigu ou chronique (hypertrophie du VD).

Traitement

Le traitement de l'embolie pulmonaire peut nécessiter :

- un traitement médicamenteux par **anticoagulants** (fiche 49) pour éviter une récidive de thrombose ;
- une **fibrinolyse** afin d'accélérer la disparition du thrombus ;
- une **thrombolyse in situ** : thrombolytiques injectés via un cathéter fémoral directement au niveau du thrombus ;
- la **pose d'un filtre cave** au niveau sous-rénal ou fémoral pour prévenir la survenue d'une nouvelle embolie pulmonaire : la préparation du patient est identique à la réalisation d'une coronarographie (fiche 69).

Rappel : le traitement anticoagulant ne dissout pas directement le caillot, contrairement à la fibrinolyse.

Conduite infirmière

Prise en charge IDE de l'embolie pulmonaire

- Devant toute suspicion d'embolie pulmonaire, mettre le patient en **position demi-assise** au repos et prévenir le médecin.
- Prise des paramètres vitaux avec, si possible, pose d'un monitorage cardiaque (fiche 48).
- Si besoin, mise en place d'une **oxygénothérapie sur prescription médicale**.
- **Sur prescription**, pose d'une VVP (fiche 39) avec bilan sanguin (fiche 38) pour traitement d'urgence si aggravation ou choc (catécholamines), anticoagulation IV et/ou traitement par fibrinolyse (fiche 49).
- Réassurance du patient et information sur le déroulé de la prise en charge : situation angoissante avec sensation de mort imminente.

▷

Prise en charge IDE après fibrinolyse ou thrombolyse

- Informer le patient de l'alitement strict avec décubitus dorsal et mise à jeun durant 24 heures.
- Surveillance du point de ponction et surveillance vasculaire : risque infectieux et risque hémorragique, pouls distaux perçus, absence d'hématome, de signes d'ischémie (membre coloré, pas de varices, non algique).
- Surveiller les paramètres vitaux avec, si possible, mise en place d'un monitorage cardiaque (fiche 48).
- **Sur prescription**, contention mécanique du membre cathétérisé, pose d'une poche de pression sur le cathéter du MI, préparation de l'héparine ou de l'urokinase pour la thrombolyse en IVSE (fiche 49).

Surveillance après la pose d'un filtre cave

- Informer le patient sur le lever de la mise à jeun et le stimuler à s'hydrater per os.
- Surveiller le point de ponction et le pansement : risque infectieux et risque hémorragique, pouls distaux perçus, absence d'hématome, de signes d'ischémie (membre coloré, pas de varices, non algique).
- Information et organisation d'une radiographie pour contrôle de la bonne position du filtre cave (fiche 73).

VOIR AUSSI

- FICHE 13 Insuffisance cardiaque
- FICHE 15 Choc cardiogénique
- FICHE 28 Thrombose veineuse
- FICHE 38 Réalisation d'une prise de sang
- FICHE 39 Pose d'une voie veineuse périphérique
- FICHE 41 Prise en charge de l'arrêt cardiorespiratoire
- FICHE 48 Pose et surveillance de monitorage cardiaque
- FICHE 49 Anticoagulants
- FICHE 70 Cathétérisme droit et gauche
- FICHE 72 Échographies cardiovasculaires
- FICHE 73 Imageries cardiovasculaires
- FICHE 74 Principaux bilans sanguins et leurs intérêts en cardiologie

FICHE 30 Varices

Définition

Les varices sont des **dégénérescences de veines périphériques** liées aux FDR cardiovasculaires (fiche 3), entraînant une **insuffisance veineuse**.

Causes

Les varices apparaissent en cas de **déficience veineuse**, notamment lorsque la paroi des veines saphènes (superficielles) se détériore. La détérioration des parois veineuses peut avoir pour étiologie l'**âge** ou la **perte de muscle au niveau des membres inférieurs**. Celle-ci entraîne au cours du temps un affaiblissement des valvules veineuses, ce qui favorise la stase sanguine et entraîne une mauvaise circulation, voire un **reflux sanguin dans les veines**. Ce reflux sanguin veineux se manifeste par une accumulation de sang dans les veines, et donc des varices.

L'examen clinique suffit pour diagnostiquer des varices, la pathologie étant bénigne. Cependant, il est possible d'écarter toute complication par la réalisation d'un **écho-doppler** du membre touché (fiche 72).

Symptômes et signes

Les varices se manifestent visuellement au niveau des jambes par des **grosseurs tortueuses** ou un réseau veineux marqué, **violacé**. Les signes associés sont :

- un **œdème** ou une sensation de **gonflement** dans les jambes, devenant lourdes ;
- un **prurit** ;
- une **coloration foncée** de la peau.

Complications

Les varices peuvent entraîner :

- des **dermites** ou des **ulcères** provoqués par la rupture de la continuité de la circulation sanguine ;
- des **phlébites** (fiche 28) ;
- des **récidives** de varices, l'insuffisance veineuse étant chronique ;
- une **rupture des varices** avec hémorragie externe.

Traitements

Il n'y a pas de traitement, hormis un traitement esthétique des varices. Un traitement chirurgical des varices est nécessaire en cas de rupture de la continuité de la circulation sanguine afin de prévenir les complications :

- par **stripping** : incision aux deux extrémités de la veine, avec suture en aval et retrait de la veine par l'incision en amont grâce à un guide ;

- par **phlébectomie** : retrait au crochet via une petite incision de la veine touchée lorsque celle-ci ne peut être retirée par stripping (varices grosses et tortueuses) ;
- par **ablation thermique**, via un cathéter déplacé lentement dans la lumière de la veine et détruisant celle-ci au laser ou par radiofréquence ;
- par **sclérothérapie** : injection d'un produit irritant les parois veineuses, qui s'affaissent et finissent par disparaître.

Le **port de bas ou de bandes de contention** permet aussi de prévenir l'insuffisance veineuse chronique.

VOIR AUSSI

- FICHE 3 **Épidémiologie, facteurs de risques et prévention**
- FICHE 28 **Thrombose veineuse**
- FICHE 72 **Échographies cardiovasculaires**

CAS CLINIQUE 9

Inflammations cardiaques

Situation abordant les sujets suivants

- Unité de soins intensifs de cardiologie (USIC)
- Évaluation et surveillance des traitements antibiotiques (fiche 60)
- Prise en charge d'un patient présentant une endocardite (fiche 31)
- Utilisation et manipulation d'un picc-line (fiche 46)
- Prise en charge de la douleur

Présentation du cas clinique

Vous êtes infirmier en unité de soins intensifs de cardiologie (USIC). Vous accueillez ce jour Madame G., patiente âgée de 87 ans, transférée de médecine interne dans votre service pour endocardite infectieuse aortique et mitrale à *Pasteurella multocida* sur valve native.

DOSSIER PATIENT

Présentation

Madame G. a été mordue à la cheville droite par son chat il y a deux semaines. La morsure se complique dans les jours suivants d'un érythème et d'un œdème de la jambe droite s'étendant de jour en jour. Quarante-huit heures plus tard, Madame G. contacte le SAMU qui, après examen sur place, transfère la patiente à l'hôpital devant un tableau évoquant un sepsis. À son arrivée à l'hôpital, les différents prélèvements biologiques, hémocultures et examens confirment le sepsis sévère à *Pasteurella* à point de départ cutané compliqué d'un OAP, d'une insuffisance respiratoire et d'une insuffisance rénale.

Antécédents

- Endocardite (fiche 31).
- RAC très serré de diagnostic récent (fiche 21) : refus de chirurgie par la patiente.
- Rétrécissement mitral (fiche 24).
- HTA (fiche 5).
- Glaucome.
- BPCO.
- Arthrose sévère.
- Sédentarité.
- Pas d'allergie connue.

Traitement médical à l'entrée

- Amlodipine 5 mg.
- Losartan 50 mg.
- Furosémide 20 mg.
- Bisoprolol 2,5 mg matin et soir (fiche 57).
- Ramipril 1,25 mg.
- Lansoprazole 15 mg.
- Une seringue d'énoxaparine 4 000 UI.
- Paracétamol 1 g si douleurs.
- Collyres : latanoprost, 1 goutte matin et soir ; timolol, 1 goutte le soir.

Histoire de la maladie

La patiente a été hospitalisée en USIC pour le traitement de son OAP par diurétiques (fiche 14) et pour le traitement par antibiothérapie (antibiothérapie probabiliste déjà débutée à son domicile) : céfotaxime, gentamicine et métronidazole (antibiothérapie réadaptée par la suite devant la persistance du syndrome inflammatoire : amoxicilline 4 g/24 h et doxycycline 200 mg/24 h). Elle est transférée à J4 d'hospitalisation en médecine interne pour poursuite de l'antibiothérapie. Devant l'absence d'amélioration biologique et clinique malgré la modification de l'antibiothérapie à trois reprises, la réalisation d'une ETT et d'une ETO (fiche 72) met en évidence une valve mitrale remaniée peu calcifiée avec un prolapsus et une masse de 7 mm de diamètre, une fuite minime et un abcès débutant sur la valve aortique. Après avis du cardiologue, la décision est prise d'un transfert de la patiente en USIC ce jour (J8) pour la prise en charge d'une endocardite infectieuse aortique et mitrale à *Pasteurella* sur valve native avec échec de traitement par antibiothérapie IV.

Conduite infirmière

- Accueil de la patiente avec vérification de son identité (nom, prénom, date de naissance, sexe), recueil de données et prise des paramètres vitaux :
  - taille : 1,56 m – poids : 68 kg – IMC : 28 (surpoids) ;
  - TA : 118/68 mmHg – SAT : 99 % – pouls : 78 bpm – température : 36,7 °C – EN : 0.
- **Sur prescription,** réalisation d'un ECG (bloc de branche droit complet – fiche 68) et pose d'un monitorage cardiaque (fiche 48). Réalisation d'un bilan biologique complet (fiche 74) avec bilan infectieux (hémocultures, ECBU, prélèvement cutané sur plaie du MI), inflammatoire (CRP) et dosage des antibiotiques administrés (prévention du surdosage et d'éventuels effets indésirables).
- Information de la patiente sur le déroulé de l'hospitalisation, réalisation des différents examens médicaux (ETT, ETO, scanner thoracique, etc.), réassurance, vérification de la VVP avec, si besoin, nouvelle pose et ablation de la précédente.
- **Sur prescription,** administration des thérapeutiques : diurétiques (fiche 57), vasodilatateurs (fiche 53), antibiotiques (fiche 60), traitement habituel. Surveillance de la bonne prise thérapeutique et évaluation de la tolérance et de l'efficacité.

▷

> La patiente restera en USIC pour la poursuite des antibiotiques IVL. Une nouvelle ETO confirmera l'atteinte mitrale avec végétations et la perforation valvulaire, mais sans indication chirurgicale. L'antibiothérapie IV ayant nettement diminué le capital veineux de la patiente, la décision pluridisciplinaire du staff d'USIC oriente vers la pose d'un picc-line et, devant l'amélioration des résultats biologiques et cliniques, la décision est prise de poursuivre le traitement au domicile de la patiente afin d'éviter la perte de son autonomie (antibiothérapie IV sur six semaines). Une infirmière passera pour poursuivre une anticoagulation préventive et l'antibiothérapie IV sur le picc-line. L'infirmier présent le jour de la sortie effectuera l'éducation thérapeutique de la patiente (fiche 65).

Évaluation clinique médicale

La prise en charge médicale durant l'hospitalisation de la patiente nécessite la gestion de plusieurs problèmes de santé :

- la confirmation du diagnostic d'OAP : auscultation clinique (dyspnée avec toux, râles crépitants, signes de lutte respiratoire), paramètres vitaux (tachycardie, désaturation), bilan biologique (BNP, troponine, gazométrie artérielle, etc.), radiographie thoracique (œdème alvéolaire), ETT (évaluation de la FEVG, endocardite) ;
- le traitement de l'OAP et sa surveillance : oxygénothérapie avec sessions de VNI (fiche 42), diurétiques (surveillance de la diurèse, kaliémie, insuffisance rénale), supplémentation potassique IVL, vasodilatateurs ;
- le diagnostic d'endocardite : examen clinique et interrogatoire (fièvre, souffle aortique ou mitral), bilan biologique bactériologique (recherche d'une porte d'entrée infectieuse), recherche d'une valvulopathie et de végétations (ETT ± ETO), recherche d'abcès (scanner thoracique ou coroscanner) ;
- le traitement de l'endocardite et la prévention des complications : antibiothérapie IV le plus vite possible (à réadapter selon résultats biologiques), anticoagulation (risque thrombo-embolique), ECG (troubles conductifs), ETT de contrôle (OAP) ;
- la surveillance de l'insuffisance rénale de la patiente et de la bonne tolérance des thérapeutiques administrées : bilan biologique, hémocultures pour efficacité du traitement ;
- l'organisation du retour à domicile : suivi, traitement au domicile, éducation du patient (notamment antibioprophylaxie avant geste invasif), etc.

VOIR AUSSI

- FICHE 5 **Hypertension artérielle**
- FICHE 14 **Œdème aigu pulmonaire**
- FICHE 21 **Rétrécissement aortique**
- FICHE 24 **Rétrécissement mitral**

- FICHE 31 Endocardite
- FICHE 46 Picc-line
- FICHE 48 Pose et surveillance de monitorage cardiaque
- FICHE 53 Dérivés nitrés et activateurs potassiques
- FICHE 57 Diurétiques
- FICHE 60 Antibiotiques
- FICHE 65 Éducation thérapeutique
- FICHE 68 Enregistrement d'un électrocardiogramme
- FICHE 72 Échographies cardiovasculaires
- FICHE 74 Principaux bilans sanguins et leurs intérêts en cardiologie

FICHE 31 Endocardite

Définition

L'endocardite est l'**infection** de l'**endocarde** et des valves cardiaques pouvant provoquer des **fuites massives** ainsi que de multiples complications mettant en jeu le pronostic vital du patient. L'association de deux phénomènes est responsable de l'apparition d'une endocardite :

- une **septicémie** : l'infection va ensuite se propager jusqu'à l'endocarde et peut provoquer la formation d'abcès, surtout au niveau de l'anneau aortique ;
- une **fragilisation de l'endocarde** : une fuite valvulaire peut créer des microlésions au niveau de l'endocarde, sur lesquelles les germes vont pouvoir se fixer. Les bactéries vont proliférer et provoquer une réaction inflammatoire locale ainsi que la formation de **végétations** et de **lésions des valves** (perforations, déchirures).

Les végétations et les lésions valvulaires vont être responsables :

- de **fuites** valvulaires, qui entraînent une insuffisance mitrale ou aortique (fiches 20 et 23) ;
- d'une **dissémination de l'infection** : embolies au niveau cérébral, hépatique, rénal, etc., anévrismes artériels (fiche 26).

Causes

Les endocardites sont dues à des **infections à streptocoques** (50 % des cas) ou à **staphylocoques** si porte d'entrée cutanée (plus rarement, bacilles Gram négatif ou levures). Les patients les plus à risque de développer une endocardite ont pour antécédents :

- la pose d'une **prothèse cardiaque** : endocardite sur sonde, notamment PM ou DAI (fiche 44) ;
- une **endocardite** : récidive ;
- une **valvulopathie mitrale ou aortique** (fuite valvulaire, prolapsus valvulaire) ;
- une **cardiopathie congénitale** (fiche 18) avec shunts : communication interventriculaire, tétralogie de Fallot, etc. ;
- une **toxicomanie intraveineuse**.

Endocardite du cœur droit

Le plus souvent, l'endocardite du cœur droit a pour étiologie une **infection veineuse**, notamment due à un cathétérisme veineux ou une toxicomanie intraveineuse.

Endocardite du cœur gauche

L'endocardite du cœur gauche va principalement toucher les patients présentant :

- une **fuite valvulaire préexistante** : insuffisance mitrale (fiche 23) ou insuffisance aortique (fiche 20) ;

- une **prothèse valvulaire** cardiaque sur laquelle l'infection va se fixer : bioprothèse (fiche 22), valve mécanique ;
- plus rarement, une **CMH** (fiche 16), une **CIA** ou une **communication interventriculaire** (fiche 18), une **sténose valvulaire** – rétrécissement aortique (fiche 21), rétrécissement mitral (fiche 24) ;

Rappel : il peut malgré tout arriver qu'un patient ayant une endocardite présente des hémocultures négatives (germes intracellulaires : chlamydia, légionellose ou germes du groupe HACEK – *Haemophilus influenzae, Actinobacillus, Cardiobacillus, Eikenella, Kingella*).

Symptômes et signes

Le diagnostic médical de l'endocardite repose sur :

- l'examen clinique : **fièvre** peu élevée (38 à 38,5 °C), **asthénie**, lésions cutanées typiques (purpura, érythème palmoplantaire, etc.) ;
- l'auscultation médicale : **souffle** au niveau des valves cardiaques ;
- l'échographie cardiaque (ETT ± ETO – fiche 72) : **fuite valvulaire** importante, **végétations** ;
- le bilan biologique : **syndrome inflammatoire**, hémocultures multiples ;
- la recherche d'autres lésions : lésions oculaires, embolie périphérique, embolie pulmonaire (fiche 29), AVC, anévrisme artériel (fiche 26), etc.

Complications

L'évolution est favorable si le diagnostic est précoce et l'antibiothérapie adaptée. Cependant, les complications sont nombreuses :

- une **insuffisance cardiaque gauche** (fiche 13) ;
- des complications valvulaires : **fuite** valvulaire massive (surtout aortique), **désinsertion de prothèse** valvulaire, **OAP** (fiche 14), pouvant aller jusqu'au **choc cardiogénique** (fiche 15) ;
- des **troubles de la conduction cardiaque** : blocs de conduction sur abcès de l'anneau de la valve aortique ou de prothèse ;
- des **embolies artérielles** : cérébrales (AVC ischémique), rénale (insuffisance rénale aiguë post-infarctus rénal), splénique, hépatique, etc. ;
- une **rupture d'anévrisme** mycotique : fréquemment mortelle si localisation cérébrale.

Traitement

Traitement de la porte d'entrée

Selon l'origine de l'infection : plaie cutanée, extraction dentaire, dispositif invasif, etc.

Traitement de l'infection

- **Antibiothérapie IV prolongée** pendant trois à six semaines : association de plusieurs antibiotiques pour antibiothérapie probabiliste précoce puis adaptée aux germes identifiés par antibiogramme.
- **Surveillance des antibiotiques** : tolérance, effets secondaires, efficacité (diminution de l'infection, pouvoir bactéricide du sérum, pics sanguins d'antibiotiques, etc.).

Traitement chirurgical

Une chirurgie peut être nécessaire s'il y a une atteinte valvulaire importante. Elle consiste en la **réparation** ou le **remplacement valvulaire** par bioprothèse, homogreffe (tissu humain) ou par valve mécanique. La chirurgie peut être réalisée en urgence si :

- choc cardiogénique ;
- **fuites valvulaires** massives, végétations importantes ;
- **sepsis** réfractaire après dix jours de traitement par antibiotiques adaptés.

Traitement prophylactique

Les patients présentant un fort risque de développement d'endocardite infectieuse doivent suivre une antibiothérapie afin de prévenir l'apparition de l'endocardite dans certaines situations : soins dentaires invasifs, fibroscopie ou endoscopie, chirurgie digestive ou urologique.

Rappel : devant le fort risque d'hémorragie cérébrale, un traitement anticoagulant est fortement contre-indiqué en cas de diagnostic d'endocardite (sauf porteur de prothèse valvulaire mécanique).

VOIR AUSSI

- FICHE 13 Insuffisance cardiaque
- FICHE 14 Œdème aigu pulmonaire
- FICHE 15 Choc cardiogénique
- FICHE 16 Cardiomyopathie hypertrophique
- FICHE 18 Principales cardiopathies congénitales
- FICHE 20 Insuffisance aortique
- FICHE 21 Rétrécissement aortique
- FICHE 22 Remplacement valvulaire aortique par bioprothèse percutanée
- FICHE 23 Insuffisance mitrale
- FICHE 24 Rétrécissement mitral
- FICHE 26 Anévrismes artériels
- FICHE 29 Embolie pulmonaire
- FICHE 44 Pose d'un pacemaker ou d'un défibrillateur automatique interne

FICHE 32 Maladies du péricarde

Définition

Il existe trois maladies touchant le péricarde :

- la **péricardite aiguë**, ou **péricardite sèche** : inflammation du péricarde par frottements péricardiques ;
- la **péricardite subaiguë liquidienne**, ou **épanchement péricardique** : présence d'une sécrétion de liquide dans le sac péricardique qui, lorsqu'il est abondant, peut augmenter la pression dans l'espace péricardique et mettre en tension le sac péricardique. Cette augmentation de pression peut être si importante que le muscle et les cavités cardiaques peuvent être comprimés : le cœur va avoir du mal à fonctionner et à se remplir ;
- la **péricardite chronique constrictive** : inflammation chronique des feuillets du péricarde. Ces feuillets vont s'épaissir et se rétracter, entraînant une gêne au fonctionnement du cœur.

Causes

Péricardite aiguë (sèche)

- Dans 20 % des cas, la péricardite est d'origine virale et survient quelques semaines après une infection virale ORL ou digestive.
- Le plus souvent, elle touche des personnes jeunes, sans antécédents ni FDR cardiovasculaires.

Péricardite subaiguë liquidienne

- Réaction inflammatoire suite à un IDM.
- Maladie inflammatoire systémique : lupus, polyarthrite rhumatoïde, etc.
- Maladie néoplasique : envahissement du péricarde par une tumeur maligne.
- Péricardite aiguë bactérienne (grave et rare).
- Tuberculose.

Péricardite chronique constrictive

- Antécédent de chirurgie cardiaque.
- Antécédent de tuberculose.
- Antécédent de péricardite aiguë ou liquidienne récidivante.

Symptômes et signes

Péricardite aiguë (sèche)

- **Douleur rétrosternale** : à type de brûlure ou constrictive, modifiée par les changements de position. La douleur est augmentée à l'inspiration profonde ou en position allongée, persiste en apnée, mais diminue si le patient se penche en avant ou prend de l'acide acétylsalicylique.

- **Pas de dyspnée.**
- Signes infectieux : **fièvre** (38-38,5 °C), **syndrome grippal** sept à dix jours avant le début de la péricardite, **toux sèche**, rhinorrhée, myalgies.

Péricardite subaiguë liquidienne

- Le plus souvent, **pas de douleur** : sauf épanchement peu abondant et frottement des feuillets péricardiques.
- **Dyspnée** pouvant se compliquer d'une détresse respiratoire, voire d'un état de choc.
- Au stade ultime de l'épanchement : **signes d'insuffisance cardiaque droite** (fiche 13) ou de **tamponnade** (fiche 34).

Péricardite chronique constrictive

- Pas de douleur.
- **Dyspnée** pouvant se compliquer d'une détresse respiratoire, voire d'un état de choc.
- **Signes d'insuffisance cardiaque droite** (fiche 13).

Diagnostic

Auscultation médicale

- Péricardite sèche : **frottement péricardique** audible à l'auscultation, semblable au crissement du cuir neuf (inconstant, variant selon la position du patient).
- Péricardite subaiguë liquidienne : **bruits du cœur sourds et rapides** à l'auscultation.
- Péricardite chronique constrictive : signes d'insuffisance cardiaque droite avec **bruit de claquement péricardique inconstant** à l'auscultation.

Radiographie thoracique (fiche 73)

- Présence pour toute péricardite de signes d'infection pulmonaire ou bronchique avec épanchement pleural associé (pleuropéricardite).
- Péricardite subaiguë liquidienne : **cardiomégalie** (cœur en carafe) si épanchement important.
- Péricardite chronique : possibles **calcifications** péricardiques.

Échocardiographie transthoracique (fiche 72)

L'ETT est nécessaire pour diagnostiquer le type de péricardite présente chez le patient :

- péricardite sèche : absence d'épanchement péricardique liquidien ;
- péricardite subaiguë liquidienne : épanchement péricardique liquidien et recherche de signes de mauvaise tolérance de l'épanchement (dilatation de la veine cave inférieure, compressions des cavités cardiaques droite, etc.) ;

- péricardite chronique : épaississement du péricarde, gêne au remplissage ventriculaire.

Il n'y a pas forcément d'épanchement liquidien, il sera donc nécessaire de réaliser un scanner cardiaque en complément.

Complications

Après instauration d'un traitement, la péricardite évolue favorablement avec la disparition de l'épanchement et des douleurs. Les complications possibles sont :

- la **récidive de la péricardite** après arrêt des AINS ;
- la **myocardite** (fiche 33) avec risque d'**insuffisance cardiaque sévère** (fiche 13) ;
- la **tamponnade** (fiche 34) ;
- l'évolution vers une **péricardite chronique constrictive**, surtout pour les péricardites à étiologie tuberculeuse.

Traitement

Péricardite aiguë (sèche)

- **AINS** (fiche 62).
- Traitement de la douleur par **acide acétylsalicylique**.
- **Protecteur gastrique** : prévention de l'ulcère gastroduodénal (fiche 62).
- Repos au lit durant 24 à 48 heures puis arrêt de travail.
- Si forme récidivante (péricardite virale) : anti-inflammatoires stéroïdiens (corticoïdes) ou colchicine (fiche 62).

Péricardite subaiguë liquidienne

Si péricardite au stade de la tamponnade (fiche 34), **drainage chirurgical** de l'épanchement liquidien sous AG ou au lit du malade en cas d'urgence.

Péricardite chronique constrictive

Décortication chirurgicale du péricarde : ablation d'une partie du péricarde, responsable de la gêne à l'expansion et au remplissage des cavités cardiaques.

VOIR AUSSI

- FICHE 13 Insuffisance cardiaque
- FICHE 33 Myocardite
- FICHE 34 Tamponnade
- FICHE 62 Traitements non cardiologiques fréquents chez les patients cardiovasculaires
- FICHE 72 Échographies cardiovasculaires
- FICHE 73 Imageries cardiovasculaires

FICHE 33 Myocardite

Définition

La myocardite est une **inflammation du myocarde** provoquant une diminution de la contraction du cœur : le cœur n'arrive pas à pomper le sang correctement et à fournir un apport en sang suffisant aux autres organes.

Il peut arriver que la myocardite s'associe à une inflammation du péricarde : on parle alors de **myopéricardite**.

Causes

- Le plus souvent, une **infection virale** par parvovirus B19, herpesvirus de type 6, coxsackies, adénovirus – apparition rapide (quelques jours) suite à un épisode pseudo-grippal.
- Une infection bactérienne, fungique ou parasitaire.
- Une réaction toxique à un médicament ou à l'injection de toxiques (drogues, alcool, venin, etc.).
- Une réaction immuno-allergique : fièvre, hyperéosinophilie, etc.
- Une maladie systémique : sarcoïdose, lupus érythémateux disséminé, etc.
- Une myocardite du péripartum.

Symptômes et signes

- Épisode **pseudo-grippal** quelques jours avant : hyperthermie, asthénie, etc.
- **Troubles du rythme** supraventriculaire, ventriculaire ou auriculoventriculaire (fiche 8) avec parfois des troubles de la repolarisation.
- **Douleur thoracique** : tableau de SCA en l'absence de maladie coronarienne ou valvulaire évolutive.
- Signes d'insuffisance cardiaque de découverte récente : **dyspnée** d'effort et même au repos, **œdèmes**, **asthénie** (fiche 13).
- Parfois, douleurs abdominales avec perturbations importantes du bilan hépatique.

Lors de la réalisation d'une ETT (fiche 72), il est possible de visualiser une **hypertrophie des parois des ventricules** et une **altération des fonctions du VG**. Néanmoins, l'examen de prédilection pour le diagnostic de la myocardite et la localisation de l'atteinte reste l'IRM cardiaque.

Complications

La myocardite fulminante peut évoluer en quelques heures vers un **choc cardiogénique** (fiche 15), des **troubles du rythme** pouvant aller jusqu'à l'**asystolie** (fiche 8).

Traitement

Un tiers des myocardites guérissent sans traitement et sans complications : la surveillance de la fonction du VG par **ETT** (fiche 72) sera nécessaire durant plusieurs années après une myocardite.

Les sports nécessitant des **efforts intenses** sont **à proscrire** pendant quelques mois avant réintroduction progressive de l'activité physique (risque de trouble du rythme) et il peut être indiqué de poursuivre un traitement médicamenteux quelques mois après guérison par IEC, antagonistes des récepteurs de l'angiotensine et/ou bêtabloquants (fiche 51).

Si le patient ne récupère pas la fonction ventriculaire, il peut être nécessaire de réaliser une **greffe cardiaque** (fiche 35).

Myocardite aiguë

Le **traitement de la myocardite aiguë** avec signes d'**insuffisance cardiaque aiguë**, voire de **choc cardiogénique**, nécessite :

- une restriction hydrosodée ;
- un traitement par diurétiques de l'anse (fiche 57) ;
- l'introduction de catécholamines (fiche 15).

Myocardite fulminante

Nécessité de pose d'une assistance circulatoire (ECMO ou assistance biventriculaire).

Surveillance

Suivi cardiologique par ETT de contrôle pendant les mois, voire les années, post-myocardite.

VOIR AUSSI

- FICHE 8 Troubles du rythme et de la conduction
- FICHE 13 Insuffisance cardiaque
- FICHE 15 Choc cardiogénique
- FICHE 35 Greffe cardiaque et prise en charge pré-greffe
- FICHE 51 Traitements agissant sur l'angiotensine 1 et 2
- FICHE 57 Diurétiques

FICHE 34 Tamponnade

Définition

La tamponnade est une **compression aiguë** des cavités cardiaques droites suite à un **épanchement péricardique** important ou rapidement formé :

- le cœur droit ne peut plus se remplir (adiastolie) ;
- le VG désamorce et entraîne une chute du débit cardiaque ;
- l'élévation de la **pression intrapéricardique** à l'inspiration majore la chute du débit cardiaque, rendant le **pouls imperceptible**.

Causes

- Épanchement péricardique à caractère compressif : péricardite (fiche 32), pneumothorax, pleurésie, etc.
- Dissection aortique (fiche 27).
- IDM (fiche 10).
- Cancer avec métastases péricardiques.
- Tuberculose.

Symptômes et signes

- Une **douleur thoracique** avec une gêne respiratoire : **dyspnée** au moindre effort, polypnée ou orthopnée.
- Un tableau de **choc cardiogénique** (fiche 15) : tachycardie, TA basse et pincée, **disparition du pouls radial**.
- Des signes d'**insuffisance cardiaque droite** (fiche 13) : turgescence des jugulaires avec reflux hépatojugulaire.

La réalisation d'une ETT en urgence permet de confirmer le diagnostic devant :

- un **épanchement** abondant avec écrasement des cavités droites ;
- une chute **du débit cardiaque** à l'inspiration.

Traitement

La tamponnade nécessite un **drainage chirurgical** en urgence du **péricarde** : la complication principale de la tamponnade est l'**ACR** (fiche 41).

L'intervention est réalisée sous anesthésie générale par incision sous-xiphoïdienne : le liquide péricardique est prélevé et il est possible de réaliser une biopsie du péricarde (analyse histologique et bactériologique pour rechercher la cause de la tamponnade).

Si extrême urgence (arrêt cardiaque par désamorçage), le drainage sera fait par voie **percutanée** en enfonçant un **trocart** sous échoguidage au niveau de la pointe de l'apophyse xiphoïde : le risque de perforation ventriculaire existe, mais cette intervention peut permettre de sauver la vie du patient.

VOIR AUSSI

- FICHE 10 Prise en charge d'un patient présentant un syndrome coronarien aigu
- FICHE 13 Insuffisance cardiaque
- FICHE 15 Choc cardiogénique
- FICHE 27 Dissection aortique
- FICHE 32 Maladies du péricarde
- FICHE 41 Prise en charge de l'arrêt cardiorespiratoire

Greffe cardiaque

Situation abordant les sujets suivants

- Hôpital de semaine (HDS) de cardiologie
- Prise en charge d'un patient pour biopsie myocardique (fiche 33)
- Surveillance et prise en charge d'un patient greffé du cœur (fiche 36)
- Prise en charge de la douleur

Présentation du cas clinique

Vous êtes infirmier en hôpital de semaine (HDS) de cardiologie où vous travaillez de 6 h 40 à 14 h 30. Vous prenez en charge ce jour Madame A., patiente de 50 ans qui a aujourd'hui eu une biopsie myocardique dans le cadre d'un contrôle suite à une greffe cardiaque datant d'il y a huit mois.

DOSSIER PATIENT

Présentation

Madame A. est séparée, vit en appartement, au deuxième étage avec ascenseur. Elle est mère d'une fille de 20 ans, étudiante en ingénierie vivant avec elle. Elle est institutrice et est en arrêt maladie pour le moment depuis un an.

Antécédents

- Insuffisance cardiaque terminale traitée par greffe cardiaque il y a huit mois (fiche 13).
- Diabète cortico-induit.
- Dyslipidémie.
- Pas d'allergie connue.

Traitement médical à l'entrée

- Tacrolimus 3 mg à 8 h et à 20 h précises (fiche 36).
- Metformine 500 mg deux fois par jour.
- Mycophénolate 500 mg à 8 h et 20 h précises (fiche 36).
- Prednisone 20 mg.
- Rosuvastatine 10 mg.

Histoire de la maladie

Ce matin, Madame A. a réalisé une biopsie myocardique : la biopsie et la surveillance après intervention se sont déroulées sans complication (fiche 71). Elle est porteuse d'un pansement compressif au niveau fémoral droit dont le retrait est prévu le lendemain matin. Dans l'après-midi, le cardiologue vous informe que, d'après le résultat de la biopsie myocardique, la patiente est en rejet de son greffon : le médecin va annoncer le résultat à la patiente.

Conduite infirmière

Prise en charge d'un patient présentant un rejet de greffon

- Annonce du rejet de greffon à la patiente : relation d'aide (fiche 67), proposition d'entretien avec un psychologue si disponible et information sur la nécessité de prolonger l'hospitalisation pour traitement par corticoïdes (au moins trois jours de traitement IV) et modification du traitement immunosuppresseur.
- **Sur prescription,** pose d'une VVP (fiche 39) et administration de corticoïdes en IV lente.
- Surveillance de la bonne tolérance des corticoïdes (troubles du sommeil, hyperglycémie).
- **Sur prescription,** réalisation d'un bilan sanguin (fiche 74) pour dosage des anticorps anti-HLA (anticorps impliqués dans le rejet) et des anti-rejets avant administration des thérapeutiques per os : le dosage des anti-rejets est à réaliser en trois temps (avant la prise, 30 minutes après la prise et deux heures après).

Le retour au domicile de la patiente est prévu à J3 d'hospitalisation selon les résultats du bilan sanguin. Vous préparez les thérapeutiques de la patiente pour 24 heures afin de lui laisser le temps d'aller en pharmacie pour se procurer les bons dosages d'immunosuppresseurs. Une biopsie de contrôle sera réalisée dans deux semaines dans le service pour vérifier l'efficacité du traitement par corticoïdes et immunosuppresseurs.

Évaluation clinique médicale

La prise en charge médicale de la patiente durant l'hospitalisation se compose de :

- la confirmation du diagnostic de rejet de greffon : exploration par coronarographie ou biopsie cardiaque ;
- la recherche d'une insuffisance cardiaque associée : ETT (évaluation de la FEVG), ECG (altération diastolique) ;
- la réévaluation du traitement immunosuppresseur : bilan biologique sanguin (dosage des immunosuppresseurs, anticorps anti-HLA) ;
- si possible, l'organisation du retour à domicile : convocation pour une nouvelle exploration pour réévaluation du greffon, information du patient sur les signes de gravité de l'insuffisance cardiaque motivant de revenir à l'hôpital et sur une possible hospitalisation en réanimation sous assistance circulatoire en cas d'indication de nouvelle greffe.

VOIR AUSSI

- FICHE 13 Insuffisance cardiaque
- FICHE 36 La vie après la greffe cardiaque
- FICHE 39 Pose d'une voie veineuse périphérique
- FICHE 67 Relation d'aide
- FICHE 71 Biopsie myocardique
- FICHE 74 Principaux bilans sanguins et leurs intérêts en cardiologie

FICHE 35 Greffe cardiaque et prise en charge pré-greffe

Définition

La greffe est la **transplantation d'un greffon sain** chez une personne nécessitante. La greffe cardiaque s'adresse aux patients atteints :

- de **cardiopathies ischémiques** sévères (fiche 17) sans possibilité de revascularisation chirurgicale et limitant la vie quotidienne ;
- d'**arythmies ventriculaires** malignes : TV symptomatiques répétées ne répondant à aucun traitement (fiche 8) ;
- d'**insuffisances cardiaques terminales** (fiche 13), c'est-à-dire présentant des symptômes majeurs d'insuffisance cardiaque malgré un traitement optimal.

Prise en charge pré-greffe

L'inscription du patient sur la liste d'attente de greffe cardiaque est possible sous certaines conditions. C'est une liste nationale.

- **État général** du patient : état psychologique, capacité du patient à suivre correctement son traitement post-greffe et à réaliser son suivi, addiction (alcool, tabac, toxicomanie).
- Recherche de **contre-indications** à la greffe : insuffisance rénale terminale, maladie grave irréversible, pathologie rendant la réadaptation cardiaque impossible, signes infectieux, cancer récent, HTAP fixée, etc.
- Type de greffon nécessaire.

Bilan pré-greffe

Ces examens permettent de rechercher une pathologie grave pouvant contre-indiquer la greffe ou d'identifier une porte d'entrée infectieuse afin de la traiter avant la greffe.

- **Examens** : IRM, scanner corps entier, ETT, écho-doppler des TSA, coronarographie et cathétérisme droit, fibroscopie/coloscopie, bilan pulmonaire avec épreuve d'effort.
- **Consultations** : anesthésiste, bilan urogénital, dermatologique, stomatologique, ORL, bilan hépatique, neurologique et psychiatrique.
- **Bilan sanguin complet** : typage HLA, recherche d'allo-anticorps anti-HLA, groupe sanguin, marqueurs tumoraux, sérologies virale et parasitaire.

Conseils au patient

Information d'un patient en attente d'une greffe

- **Être joignable 24 h/24 et 7 j/7** : le patient doit prévenir en cas de changement de numéro de téléphone et être disponible à tout moment.
- **Limiter l'éloignement** : ne pas s'éloigner ou résider à plus de vingt kilomètres du centre greffeur.
- **Prévenir le centre si événement important** : si hospitalisation dans un autre service ou hôpital, si aggravation de l'état de santé rendant momentanément la greffe impossible.
- **Prévoir un petit bagage et maintenir une bonne hygiène** : un petit sac avec des affaires de toilette, une pièce d'identité et la carte de sécurité sociale. Garder les ongles courts, sans vernis.
- **Organiser le transport** : prévoir deux numéros d'ambulances disponibles 24 h/24 et, si injoignables, appeler le SAMU. Interdiction de transport par véhicule personnel ou d'un proche.

Prise en charge le jour de la greffe

Conduite infirmière

Arrivée d'un patient dans le service pour une greffe

Le patient doit avoir été contacté par l'équipe de transplantation. Une fois contacté, il doit appeler immédiatement son ambulance et prendre son bagage (pas de douche ou d'appel aux proches : nécessité d'arriver le plus vite possible).

- **Accueil du patient** : identitovigilance, recueil de données, FDR cardiovasculaires (fiche 3), recherche d'allergies, interrogation sur les signes fonctionnels.
- **Sur prescription**, pose d'une VVP (fiche 39) et prélèvement sanguin.
- Préparation du **dossier médical** avec dossier d'anesthésie : application de la prescription médicale de l'**anesthésiste.**
- **Préparation cutanée du patient** : dépilation complète, douche antiseptique et tenue de bloc sans bijoux ni vernis.
- Information du patient sur la possibilité de **« faux départ »** : si, lors du prélèvement du greffon, le chirurgien s'aperçoit que le greffon est défectueux, il peut décider de ne pas réaliser la transplantation. Le patient remonte donc dans sa chambre et sortira le lendemain.

Afin de réaliser la greffe cardiaque, le chirurgien commence par prélever le greffon sur un patient en état de **mort cérébrale** : les groupes sanguins ABO et rhésus du donneur et du receveur doivent être identiques. Le greffon est ensuite acheminé le plus rapidement possible afin de réaliser la transplantation ; au préalable, le patient receveur est mis sous **circulation extracorporelle**. Le chirurgien réalise l'exérèse du cœur défaillant avant de réaliser l'implantation du greffon.

VOIR AUSSI

- FICHE 3 Épidémiologie, facteurs de risques et prévention
- FICHE 8 Troubles du rythme et de la conduction
- FICHE 13 Insuffisance cardiaque
- FICHE 17 Cardiomyopathie dilatée
- FICHE 39 Pose d'une voie veineuse périphérique

FICHE 36 La vie après la greffe cardiaque

Hospitalisation post-greffe

Après la greffe, la durée du séjour en **réanimation cardiaque** est de dix jours au minimum. Ensuite, le patient sera transféré en chirurgie cardiaque : la rééducation pourra ainsi être débutée progressivement avec un kinésithérapeute (marche dans le couloir, vélo, etc.). Il sera par la suite transféré durant un mois dans un service de **réadaptation cardiaque** (fiche 64).

Surveillance et complications

La surveillance d'un patient greffé du cœur est intensive les premiers mois avant d'être espacée, le risque de rejet étant diminué. Aux principales complications en post-greffe sont ainsi associés des examens de surveillance :

- **rejet plus ou moins aigu** : biopsie myocardique (fiche 71) réalisée tous les 15 jours durant les deux premiers mois, puis une fois par mois durant la première année puis tous les trois mois durant la seconde année ;
- surveillance du **risque infectieux** : signes cliniques (fièvre, toux, brûlures mictionnelles, diarrhées, etc.) et bilan sanguin (hémocultures, recherche de virus) ;
- **complication néoplasique**, notamment lésions cutanées : consultation de dermatologie chaque année et bilan sanguin pour marqueurs tumoraux ;
- HTA : surveillance régulière de la pression artérielle ;
- insuffisance rénale : bilan sanguin avec échographie rénale si besoin ;
- dyslipidémie : bilan sanguin.

Cas particulier

Maladie coronaire du greffon

Complication grave de la greffe cardiaque : épaississement de l'intima des artères coronaires diffus (proximal et distal), rendant très difficile une revascularisation. Le seul traitement est une **nouvelle transplantation cardiaque**.

- **Signes** : IC globale, épisode d'arythmie, mort subite ou IDM.
- **Traitement** préventif : corriger la dyslipidémie, régime pauvre en cholestérol.
- **Examen diagnostique :** coronarographie (fiche 69) ou ETT de stress.

Traitement

Après la greffe, le patient va avoir un traitement immunosuppresseur ayant pour objectif de moduler les défenses immunitaires du receveur, permettant ainsi de diminuer les risques de rejet du greffon. Dans le cas d'une greffe cardiaque, le traitement consiste en une triple thérapie de corticoïdes, de mycophénolate et de ciclosporine ou tacrolimus ▸ **tableau 36.1**.

Tableau 36.1 ▸ Immunosuppresseurs du greffé cardiaque.

Traitement	Effets secondaires/augmentation des risques	Modalités de prise
Corticoïdes	◗ Rétention hydrosodée ◗ HTA (fiche 5) ◗ Diabète cortico-induit ◗ Troubles du sommeil, état dépressif, euphorie ou surexcitation ◗ Ostéoporose ◗ Ulcères gastriques	Une prise le matin à jeun
Mycophénolate	◗ Troubles digestifs (diarrhées, vomissements) ◗ Leucopénie, infections généralisées ◗ Lymphome ou autre tumeur maligne ◗ Infections opportunistes (herpès, candidose cutanéomuqueuse, virémie)	◗ Deux prises par jour, 12 heures entre chaque prise ◗ Ne pas écraser ou ouvrir les gélules
Ciclosporine	◗ HTA (fiche 5) ◗ Troubles digestifs ◗ Crampes musculaires ◗ Tremblements des mains ◗ Œdèmes ◗ Insuffisance rénale ◗ Hépatite ◗ Augmentation de la pilosité (cheveux, poils)	Deux prises par jour, 12 heures entre chaque prise
Tacrolimus	◗ HTA (fiche 5) ◗ Insuffisance rénale ◗ Infections opportunistes ◗ Tumeurs bénignes et malignes ◗ Diabète sucré ◗ Insomnies ◗ Tremblements ◗ Maux de tête ◗ Céphalées	◗ Deux prises par jour, 12 heures entre chaque prise ◗ À distance des repas ◗ Si tacrolimus LP : une prise par jour

Conseils au patient

Hygiène de vie et recommandations aux patients greffés du cœur

- Surveiller les signes d'aggravation et consulter rapidement si apparition des signes suivants : œdèmes au niveau des jambes, des chevilles ou de l'abdomen (prise de poids > 2 kg en deux jours), asthénie intense, dyspnée d'effort, palpitations ou signes infectieux.
- Interdiction de consommer de l'alcool ou de fumer.
- Éviter la piscine les premiers mois après la greffe, mais recommandation de pratiquer la marche ou le vélo. Pour la pratique sportive plus intensive, un bilan cardiaque est nécessaire.
- Consultation dermatologique pour surveillance des verrues, kystes, grains de beauté ou en cas d'éruption cutanée.
- Éviter l'exposition au soleil.
- Examen gynécologique tous les ans pour les femmes.

Traitement médicamenteux

- Prise des immunosuppresseurs tous les jours à heure fixe (traitement à vie).
- Ne pas pratiquer d'automédication afin d'éviter toute interaction médicamenteuse.
- Surveillance biologique régulière : dosage sanguin de la concentration plasmatique à réaliser à jeun avant prise du traitement antirejet.
- Antibiothérapie préventive avant tout soin dentaire.
- Vaccin antitétanique obligatoire, autre vaccin après accord médical.
- Éviter la prise des thérapeutiques avec du pamplemousse ou son jus (interaction).

Rappel : après la greffe, le patient peut faire un IDM sans présenter de douleur angineuse (absence d'innervation sur le greffon). Il ne ressentira pas de douleur, mais l'IDM sera visible sur l'ECG.

VOIR AUSSI

- FICHE 5 Hypertension artérielle
- FICHE 64 Réadaptation cardiaque
- FICHE 69 Coronarographie
- FICHE 71 Biopsie myocardique

3

Boite à outils

TRAITEMENTS MÉDICAMENTEUX

TRAITEMENTS NON MÉDICAMENTEUX

ASPECT RELATIONNEL

EXAMENS COMPLÉMENTAIRES

FICHE 37 Cadre légal encadrant les soins infirmiers en service cardiovasculaire

La profession infirmière évolue chaque jour, les techniques médicales et le matériel s'améliorant, étant de plus en plus innovants. Face à ces avancées, la législation relative à notre métier évolue elle aussi. Vous trouverez dans cette fiche une partie des lois et des textes relatifs à nos pratiques.

L'exercice de la profession infirmière

La loi relative à l'exercice de notre profession se trouve dans le Code de la santé publique, notamment dans les articles L. 4311 à L. 4314 du décret n° 2004-802 du 29 juillet 2004. Voici certains extraits dont le contenu est important à connaître :

« L'exercice de la profession d'infirmier [...] comporte l'**analyse**, l'**organisation**, la réalisation de **soins infirmiers** et leur **évaluation**, la contribution au recueil de données cliniques et épidémiologiques et la participation à des **actions de prévention**, de **dépistage**, de **formation** et d'**éducation à la santé**. Dans l'ensemble de ces activités, les infirmiers et infirmières sont soumis au respect [...] du **secret professionnel**. »

« En l'absence d'un médecin, l'infirmier est habilité, après avoir reconnu une situation comme relevant de l'**urgence** ou de la **détresse psychologique**, à mettre en œuvre des **protocoles de soins d'urgence**, préalablement écrits, datés et signés par le médecin responsable. [...] En cas d'urgence et en dehors de la mise en œuvre du protocole, l'infirmier **décide** des gestes à pratiquer en attendant que puisse intervenir un médecin. Il prend toutes mesures en son pouvoir afin de diriger la personne vers la structure de soins la plus appropriée à son état. »

Rappel : le Code recense par la suite dans les articles R. 4311 et R. 4312 l'ensemble des soins infirmiers qu'il est possible de pratiquer sur prescription ou relatifs au rôle propre infirmier. Il peut être consulté sur le site internet du service public de l'accès au droit : www.legifrance.gouv.fr.

La loi Leonetti n° 2005-370 du 22 avril 2005

La loi Leonetti relative aux droits des malades et à la qualité du système de santé permet d'encadrer la prise en charge des patients en fin de vie.

« Ces actes ne doivent pas être poursuivis par une **obstination déraisonnable**. [...] Dans ce cas, le médecin sauvegarde la dignité du mourant. »

« Lorsque la personne est **hors d'état d'exprimer sa volonté**, la limitation ou l'arrêt de traitement susceptible de mettre sa vie en danger ne peut être réalisé sans avoir respecté la [...] déontologie médicale et sans que la **personne de confiance** [...] ou la famille ou, à défaut, un de ses proches et, le cas échéant, les directives anticipées de la personne, aient été consultés. »

« Si le médecin constate qu'il ne peut soulager la souffrance d'une personne, en phase avancée ou terminale d'une affection grave et incurable, [...] qu'en lui appliquant un traitement qui peut avoir pour effet secondaire d'abréger sa vie, il doit en informer le malade. »

« Toute personne majeure peut rédiger des **directives anticipées** pour le cas où elle serait un jour hors d'état d'exprimer sa volonté. Ces directives anticipées indiquent les souhaits de la personne relatifs à sa fin de vie concernant les conditions de la limitation ou l'arrêt de traitement. [...] À condition qu'elles aient été établies **moins de trois ans** avant l'état d'inconscience de la personne. »

Le Code de déontologie des infirmiers : décret n° 2016-1605 du 25 novembre 2016

Le Code de déontologie des infirmiers encadre les différents devoirs à respecter par les soignants :

- le devoir d'humanité, de moralité, de loyauté, de non-discrimination ;
- le respect du secret professionnel, du consentement et de l'intérêt du patient en respectant la règle de la continuité des soins ;
- le devoir d'assistance à personne en danger, maltraitée ou privée de liberté, que ce soit sur le lieu de travail ou hors milieu professionnel ;
- les règles de bonnes pratiques IDE : l'hygiène, l'administration de médicaments, l'éducation, etc.

FICHE 38 Réalisation d'une prise de sang

Définition

Dans le cadre du suivi de l'état biologique du patient (fiche 74), le médecin peut vous prescrire la réalisation d'un prélèvement sanguin veineux ▸ fig. 38.1 afin de connaître l'état général de celui-ci, l'évolution de pathologies, ou de contrôler l'efficacité d'un traitement.

fig. 38.1 ▸ **Prise de sang.**

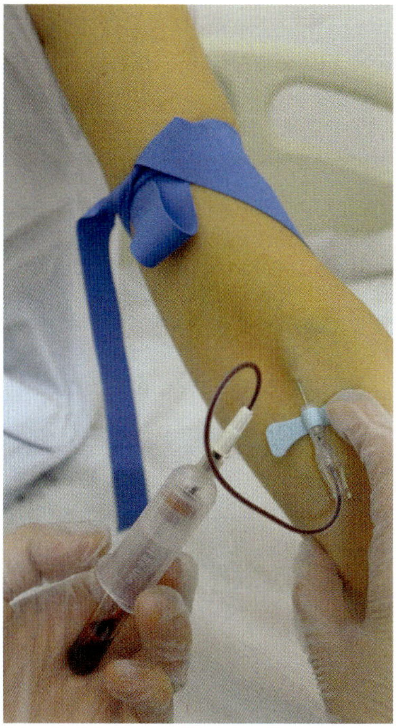

Préparation du matériel

- Chariot de soins avec un sac DASRI, un sac DAOM et une boîte à aiguilles.
- Tubes nécessaires selon la prescription médicale.
- Nécessaire pour acheminement du prélèvement au laboratoire pour analyse.
- Solution hydroalcoolique (SHA).
- Quatre compresses stériles.
- Une paire de gants non stériles.
- Aiguille à prélèvement : taille à adapter selon patient.

- Corps de prélèvement afin d'adapter les tubes.
- Un garrot.
- Un antiseptique alcoolique.
- Un pansement sec ou sparadrap.

Déroulement du soin

- Vérifier l'identité du patient (nom, prénom et date de naissance).
- Recueillir le consentement au soin du patient après explications sur le déroulé de celui-ci.
- S'installer de manière ergonomique (matériel du côté gauche si vous êtes droitier).
- Mettre le garrot au bras du patient, repérer une veine qui rebondit et qui ne roule pas de préférence. Favoriser le pli du coude ou les avant-bras (moins douloureux que les mains).
- Desserrer le garrot.
- Se frictionner les mains et déballer votre matériel après vérification de l'intégrité des emballages et des dates de péremption sur votre chariot préalablement nettoyé.
- Mettre les gants et resserrer le garrot.
- Désinfecter le point de ponction à l'aide de deux compresses imbibées d'antiseptique, deux passages en spirale, du centre vers la périphérie (centre au point de ponction).
- Piquer à 45 degrés la veine et adapter les tubes sur le corps de prélèvement.
- Une fois les prélèvements réalisés, desserrer le garrot avant de mettre une compresse sur le point de ponction afin de retirer l'aiguille de ponction.
- Comprimer le point de ponction avant de réaliser un pansement sec au point de ponction.
- Réinstaller le patient si besoin, trier les déchets et fermer les sacs poubelles.
- Réaliser la traçabilité de votre soin dans le dossier du patient.

Rappel : l'ordre des tubes pour le prélèvement est toujours le même. On prélève :

- tube de purge (si prélèvement sur cathéter) ;
- hémocultures (aérobie puis anaérobie) ;
- tube citraté ;
- tube sec ;
- tube hépariné ;
- tube EDTA (éthylènediaminetétraacétique) ;
- tube fluorure et autres tubes.

Surveillance

- Surveillance du point de ponction : infection, saignement, douleur, hématome.
- Possible malaise vagal durant ponction : installation du patient au repos et prévention du risque de chute.

Rappel : ne pas réaliser de prélèvement du côté d'une perfusion, d'une fistule artérioveineuse ou sur le côté d'un patient ayant un déficit sensitivomoteur ou ayant subi un curetage axillaire (risque de lymphœdème).

VOIR AUSSI

FICHE 74 **Principaux bilans sanguins et leurs intérêts en cardiologie**

FICHE 39 Pose d'une voie veineuse périphérique

Définition

La pose d'une voie d'abord veineuse sur une veine périphérique est un soin **sur prescription médicale** consistant en l'insertion d'un cathéter dans une veine permettant d'injecter par voie intraveineuse des thérapeutiques (médicaments, solutés, etc.).

Rappel : la surveillance de la VVP est un soin relevant du rôle propre de l'infirmier. D'après la législation, la pose de VVP par un IDE n'est possible que sur les MS, les MI et la veine épicrânienne (pas de pose de VVP sur veine jugulaire, sauf formation et protocole spécifique au service).

Préparation du matériel

- Chariot de soins avec un sac DASRI, un sac DAOM et une boîte à aiguilles.
- Un pied à perfusion.
- Solution hydroalcoolique (SHA).
- Une paire de gants non stériles.
- Un cathéter court ▸ **tableau 39.1** : la taille doit être choisie selon le capital veineux du patient, le site d'insertion et l'indication de la VVP (produit à administrer, débit, durée de la perfusion).
- Trois compresses stériles.
- Un obturateur ou une tubulure à robinet stérile avec poche de soluté de perfusion.
- Un garrot.
- Un antiseptique alcoolique.
- Un pansement occlusif transparent et stérile.

Tableau 39.1 ▸ Types de cathéters courts et débit maximal.

Couleur du cathéter	Taille (en gauge)	Débit maximal approximatif
Jaune	24 G	20 mL/min
Bleu	22 G	30 mL/min
Rose	20 G	60 mL/min
Vert	18 G	100 mL/min
Gris	16 G	200 mL/min
Orange	14 G	300 mL/min

Rappel : plus le nombre de gauges est important, plus la taille de la lumière du cathéter est petite.

Déroulement du soin ▸ fig. 39.1

Possible malaise vagal durant le soin : installation du patient au repos et prévention du risque de chute.

- Vérifier l'identité du patient (nom, prénom et date de naissance).
- Recueillir le consentement au soin du patient après explications sur le déroulé de celui-ci.
- S'installer de manière ergonomique (matériel du côté gauche si vous êtes droitier).
- Mettre le garrot au bras du patient et le bras en déclive.
- Repérer une veine : rechercher une veine non tortueuse, qui rebondit et qui ne roule pas si possible, de préférence au niveau des avant-bras, sinon mains, sinon plis du coude, sinon MI.
- Desserrer le garrot.
- Se frictionner les mains et déballer votre matériel après vérification de l'intégrité des emballages et des dates de péremption sur votre chariot préalablement nettoyé.
- Préparer votre perfusion : rincer la tubulure à robinet ou purger l'obturateur à l'aide d'un soluté et clamper la tubulure.
- Mettre les gants et resserrer le garrot.
- Repérer une dernière fois votre point de ponction, puis désinfecter le point de ponction à l'aide de deux compresses imbibées d'antiseptique, deux passages en spirale, du centre vers la périphérie (centre au point de ponction).

fig. 39.1 ▸ Pose de la voie veineuse périphérique.

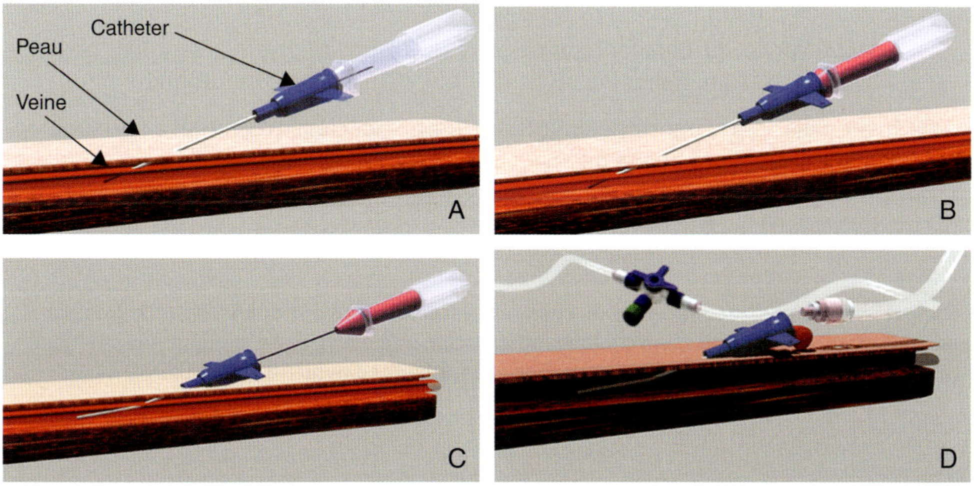

Source : Hallouët P, Eggers J, Malaquin-Pavan E. *Fiches de soins infirmiers*, 6e édition. Elsevier Masson SAS, 2020.

- Prévenir le patient, tenir votre cathéter entre votre index et votre pouce et tendre la peau du membre à ponctionner. Piquer presque parallèlement à la peau dans le sens de votre veine, ponction toujours dans le sens de la circulation sanguine (vers le thorax). Dès reflux sanguin dans la chambre du cathéter, ne plus bouger le trocart et monter uniquement le cathéter jusqu'à la garde à l'aide de votre index. Mettre une compresse sèche sous le cathéter et clamper votre veine en amont afin d'éviter le saignement via le cathéter lors du retrait du trocart.
- Retirer votre garrot.
- Adapter la perfusion (tubulure ou obturateur) au cathéter, vérifier son fonctionnement en veillant à la bonne position du cathéter durant tout le geste (présence d'un reflux sanguin, absence d'extravasation, d'œdème ou de douleur).
- Si VVP fonctionnelle, mettre le pansement adhésif transparent en place puis adapter le débit de votre perfusion selon la prescription médicale.
- Réinstaller le patient si besoin, trier les déchets et fermer les sacs poubelles.
- Réaliser la traçabilité de votre soin dans le dossier du patient.

Rappel :

- lors de la recherche de la veine à ponctionner, rechercher de bas en haut : si échec de pose, possibilité de ponction au-dessus du site de la première tentative sans risque d'extravasation de produit ;
- éviter de poser une VVP du côté d'un patient ayant un déficit sensitivomoteur ou ayant subi un curetage axillaire (risque de lymphœdème), d'un traumatisme ou d'une fistule artérioveineuse.

Surveillance

À effectuer à chaque changement d'équipe, avant toute utilisation de la VVP :

- surveillance du point de ponction : signes infectieux, saignement, douleur, hématome, induration veineuse ;
- surveillance du bon fonctionnement du dispositif : reflux sanguin, absence d'extravasation, d'œdème ou de douleur à l'injection d'un produit ;
- surveillance du pansement : intègre, propre, occlusif (réfection à faire uniquement si souillure ou décollement).

Le retrait du dispositif est un soin sur rôle prescrit et est recommandé dès qu'il n'y a plus d'indication au maintien de la VVP.

Rappel : il n'est plus recommandé de changer systématiquement une VVP 96 heures après sa pose, mais dès complication clinique, obstruction ou nécessité de manipuler le perfuseur ou prolongateur connecté au cathéter (Société française d'hygiène hospitalière).

FICHE 40

Réalisation d'une gazométrie artérielle

Définition

La réalisation d'une gazométrie artérielle permet de connaître l'**état respiratoire** d'un patient ainsi que l'**acidité sanguine** (fiche 74). C'est un soin relevant d'une prescription médicale et pouvant être réalisé par ponction franche dans l'artère radiale ou sur un cathéter veineux artériel ▸ fig. 40.1.

fig. 40.1 ▸ **Gazométrie artérielle.**

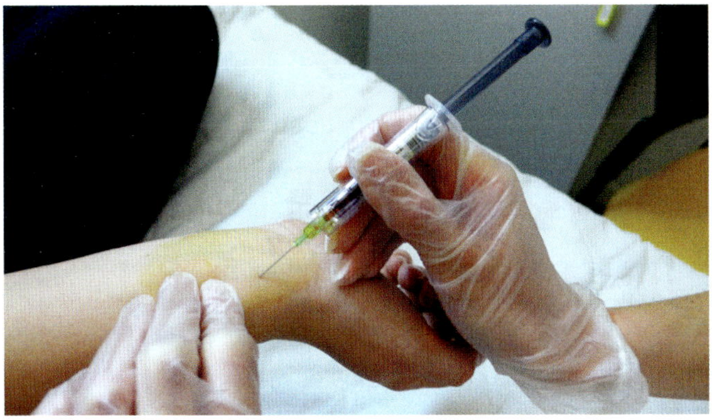

Préparation du matériel

- Un chariot de soins avec un sac DASRI, un sac DAOM et une boîte à aiguilles.
- Une seringue pré-héparinée avec aiguille si ponction franche ou adaptateur pour corps de pompe si prélèvement sur KTA.
- Trois compresses stériles.
- Solution hydroalcoolique (SHA).
- Un antiseptique alcoolique.
- Une paire de gants non stériles.
- Sparadrap ou bandage compressif.
- Si prélèvement sur KTA : deux tubes de purge, un bouchon stérile.

Si vous devez réaliser un prélèvement supplémentaire sur ponction franche de l'artère radiale, vous aurez besoin de :

- un corps de prélèvement avec un adaptateur ;
- un robinet à trois voies ;
- une aiguille à prélèvement à ailettes ;
- tubes à prélèvement selon la prescription.

Déroulement du soin

Ponction franche de l'artère radiale

- Réaliser le test d'Allen.
- Vérifier l'identité du patient (nom, prénom et date de naissance).
- Prendre la température et la saturation en oxygène du patient (nécessaires au laboratoire pour lecture des résultats).
- Recueillir le consentement au soin du patient après explications sur le déroulé de celui-ci.
- Vous installer de manière ergonomique, le matériel du côté gauche si vous êtes droitier.
- Repérer, à l'aide du bout de votre index, l'artère du patient au niveau de l'intérieur du poignet en extension sans appuyer trop fort : vous devez sentir les pulsations du sang au niveau de la pulpe de votre doigt.
- Vous frictionner les mains et déballer votre matériel après vérification de l'intégrité des emballages et des dates de péremption sur votre chariot préalablement nettoyé.
- Si prélèvement supplémentaire : adapter la seringue sur une voie du robinet, l'adaptateur d'un autre côté et l'aiguille à ailettes sur la troisième voie.
- Réaliser une friction hydroalcoolique de vos mains et mettre les gants.
- Repérer une dernière fois votre point de ponction, puis désinfecter le point de ponction à l'aide de deux compresses imbibées d'antiseptique, deux passages en spirale, du centre vers la périphérie (centre au point de ponction).
- Repérer à nouveau votre artère (pulsations au niveau de la pulpe de votre doigt), prévenir le patient et piquer à 45 degrés juste sous votre doigt dans le sens de la circulation sanguine jusqu'à la montée du sang rouge vif dans la seringue par pulsation.
- **Si prélèvements supplémentaires** : ponctionner avec l'aiguille, robinet ouvert vers la seringue. Quand la seringue pré-héparinée est remplie d'au moins 1 mL, tourner le robinet et adapter les tubes à prélèvement.
- Retirer la seringue ou l'aiguille à ailettes et comprimer le point de ponction durant cinq minutes avant de réaliser un pansement à l'aide du sparadrap ou du bandage compressif.
- Réinstaller le patient si besoin, obturer la seringue, trier vos déchets avant de fermer les sacs poubelles. Retirer vos gants.
- Réaliser la traçabilité de votre soin dans le dossier du patient.

Rappel : si le patient est sous oxygénothérapie, ne pas retirer le dispositif d'oxygénation (risque d'hypoxie). Le laboratoire effectuera les corrections selon la quantité d'oxygène apporté au patient par minute.

Prélèvement sur cathéter artériel

- Vérifier l'identité du patient (nom, prénom et date de naissance).
- Recueillir le consentement au soin du patient après explications sur le déroulé de celui-ci.
- Prendre la température et la saturation en oxygène du patient (nécessaires au laboratoire pour lecture des résultats), vérifier la quantité de soluté dans la poche de pression du KTA et la pression de la poche (gonfler à 300 mmHg).
- Vous installer de manière ergonomique, le matériel du côté gauche si vous êtes droitier.
- Vous frictionner les mains et déballer votre matériel après vérification de l'intégrité des emballages et des dates de péremption sur votre chariot préalablement nettoyé.
- Réaliser une friction hydroalcoolique de vos mains et mettre les gants.
- À l'aide de deux compresses imbibées d'antiseptique, veiller à fermer la voie du robinet 3 voies allant vers l'extérieur, adapter votre adaptateur au robinet et tourner le robinet afin de fermer la voie allant vers la poche de pression.
- Adapter vos deux tubes de purge afin de retirer le soluté de perfusion de la tubulure entre le robinet et le patient, puis adapter votre seringue pré-héparinée et autres tubes de prélèvements si prescrit.
- Une fois le prélèvement effectué, fermer le robinet du côté du patient et rincer le robinet à l'aide de la poche sous pression. Tourner ensuite le robinet pour fermer la voie allant vers l'extérieur et adapter un bouchon stérile sur cette voie.
- Purger la tubulure entre le robinet et le patient à l'aide de la poche sous pression. Puis dégonfler celle-ci jusqu'à la valeur de référence.
- Faire le « zéro pression » sur le KTA (fiche 45).
- Réinstaller le patient si besoin, trier vos déchets avant de fermer les sacs poubelles. Retirer vos gants.
- Réaliser la traçabilité de votre soin dans le dossier du patient.

Rappel : la manipulation des robinets du KTA s'effectue à l'aide de compresses stériles imbibées d'antiseptique afin de prévenir le risque infectieux.

Surveillance

- Surveillance du point de ponction : signes infectieux, saignement, douleur, hématome.
- Surveillance de la bonne perfusion de la main : coloration de la main, présence de pouls radial, chaleur.

VOIR AUSSI

- FICHE 45 Pose d'un cathéter central et/ou artériel
- FICHE 74 Principaux bilans sanguins et leurs intérêts en cardiologie

FICHE 41 Prise en charge de l'arrêt cardiorespiratoire

Définition

L'arrêt cardiorespiratoire (ACR) est une inefficacité de la fonction cardiaque (circulatoire et respiratoire) due à une **perte de la contractibilité** se traduisant par :

- une **abolition des pouls** artériels et centraux (carotidiens et fémoraux) ;
- un état de **mort apparente**.

Il s'agit d'une urgence vitale nécessitant une prise en charge immédiate, car un délai de prise en charge au-delà de la sixième minute peut entraîner des lésions cérébrales irréversibles.

Causes

- Tachycardie ou fibrillation ventriculaire : 8 cas sur 10 (fiche 8).
- Bloc auriculoventriculaire (BAV) complet.
- Torsades de pointes (fiche 8).
- Asystolie (fiche 8).

Rappel : afin de déterminer la cause de l'ACR, il faut brancher le patient au monitorage cardiaque ou au défibrillateur pour pouvoir analyser le tracé cardiaque (ECG), mais cela ne doit pas être prioritaire par rapport à l'alerte et au massage cardiaque.

Conduite à tenir

Reconnaître l'ACR

- **Patient inconscient** : inerte, ne répond pas aux ordres simples ou à la stimulation (possible agitation par convulsions, mouvements respiratoires anormaux (« gasps »), mydriase bilatérale aréactive.
- **Patient qui ne respire pas** : absence de mouvement respiratoire sur dix secondes (possibles mouvements respiratoires anormaux – « gasps » – qui ne comptent pas comme une respiration efficace).

En présence d'une personne inconsciente qui ne respire pas, il est nécessaire de mettre en place les **manœuvres de réanimation cardiopulmonaire** (RCP).

Rappel : la recherche de pouls n'est pas recommandée dans l'identification de l'ACR (perte de temps et de chance pour le patient).

Alerter

Appeler à l'aide et vous assurer d'avoir été entendu avant d'entamer la RCP :

- crier pour alerter un collègue, déclencher la sonnette si vous êtes dans une chambre ;

- téléphoner au médecin, au réanimateur ou au cardiologue : mettre le téléphone sur haut-parleur afin de commencer la RCP. Dire qui vous êtes, « en présence d'une personne en arrêt, RCP commencé et besoin de renforts » et votre position (service, étage, chambre, lieu de soin). Ne pas raccrocher le téléphone.

Organisation de la réanimation cardiopulmonaire

- Positionnement du patient : allonger le patient sur le dos sur un plan dur (sol, planche de massage).
- Position des soignants : un soignant au niveau de la tête du patient pour oxygénation, aspiration et maintien du BAVU en place, un soignant de chaque côté du patient pour massage cardiaque et pose de VVP, administration de thérapeutique.

Acteurs de la réanimation cardiopulmonaire ▸ fig. 41.1

- Si une seule personne présente, **massage cardiaque seul, en continu** jusqu'à l'arrivée de renforts : si possible sans perte de temps, mettre un masque à haute concentration sur le visage du patient à 15 L/min (fiche 42).
- Si deux personnes présentes, **massage cardiaque à quatre mains** :
  - une personne réalise le massage cardiaque, la seconde positionne un BAVU branché à une prise à oxygène sur le visage du patient (15 L/min – fiche 42) : la personne au massage effectue 30 compressions puis deux insufflations sur le BAVU, puis reprend le massage ;
  - relais du massage après deux cycles afin de garder un massage efficace et le bon positionnement du BAVU à deux mains sur le visage du patient.

fig. 41.1 ▸ Thérapeutiques et CEE dans la RCP.

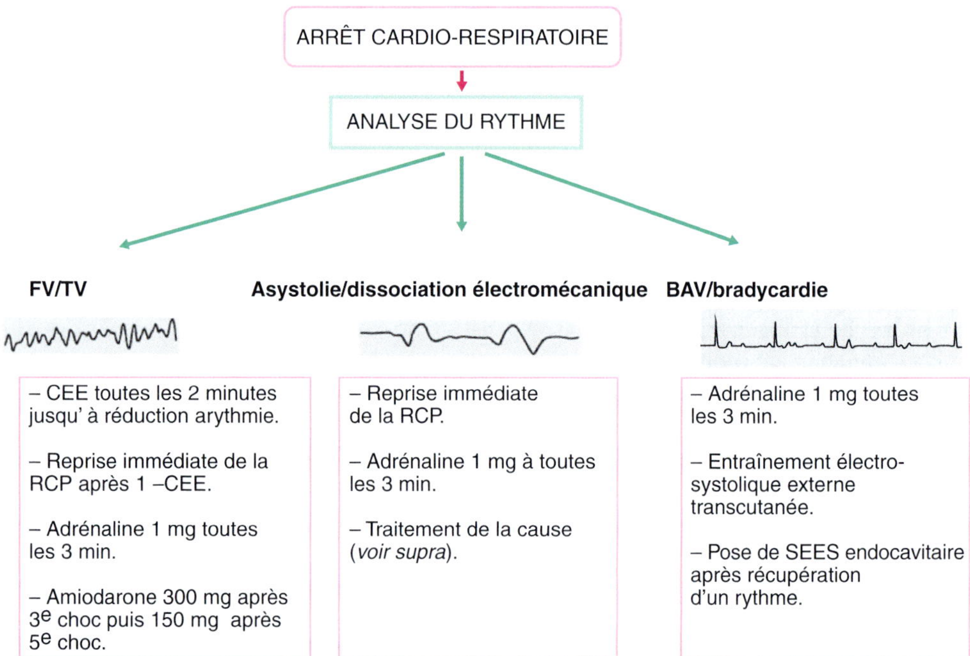

Source : Olivier PY, Demiselle J, Lerolle N, Asfar P, Mercat A. *Petit manuel de survie en médecine intensive-réanimation : 100 procédures en poche*, 2e édition. Elsevier Masson SAS, 2023.

- Si trois personnes présentes, **massage cardiaque à quatre mains avec relais, troisième personne en renfort** : la troisième personne apporte le chariot d'urgence, le défibrillateur et le met en place (sans gêner le massage cardiaque en cours), puis pose une VVP (fiche 39) avant de préparer les thérapeutiques (adrénaline et amiodarone) et de brancher un système d'aspiration. Relais au massage si épuisement des deux autres personnes.

Rappel :
- ne jamais interrompre le massage cardiaque sauf au moment des CEE, reprendre le massage immédiatement après ;
- si présence d'une personne en plus ou d'un médecin, noter les heures d'injection des thérapeutiques et des chocs délivrés ;
- si échec de pose de VVP et médecin présent, pose d'une voie intra-osseuse.

Massage cardiaque externe ▸ fig. 41.2

- 30 compressions puis deux insufflations au BAVU, puis renouveler le cycle.
- À débuter le plus tôt possible après détection de l'ACR.
- Compressions au milieu du sternum (réduction du risque de fractures de côtes), paume d'une des mains à plat sur le sternum et autre paume qui recouvre la première, bras tendus (coudes verrouillés).
- Rythme de 100 compressions par minute avec enfoncement des mains à 5 cm dans la poitrine, bien remonter à chaque pression.

fig. 41.2 ▸ Position des mains lors du massage cardiaque externe.

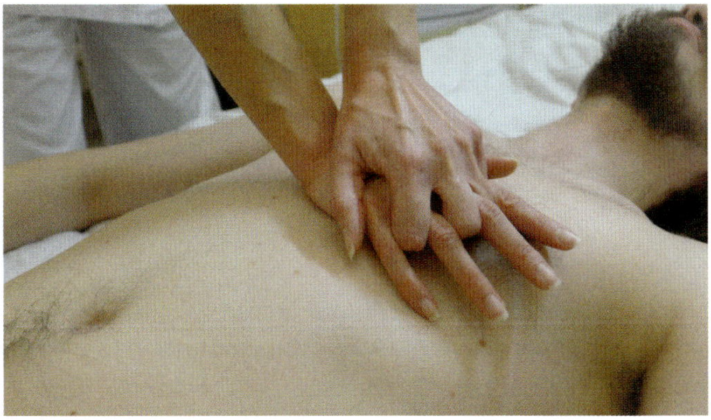

Défibrillateur semi-automatique

- Disposer les deux électrodes sur une peau sèche, la première sous la clavicule droite et la seconde 5 cm sous l'aisselle gauche ▸ **fig. 41.3**.
- Si patient obèse : première électrode au milieu du thorax, deuxième électrode dans le dos.

fig. 41.3 ▸ Positionnement des électrodes d'un DSA.

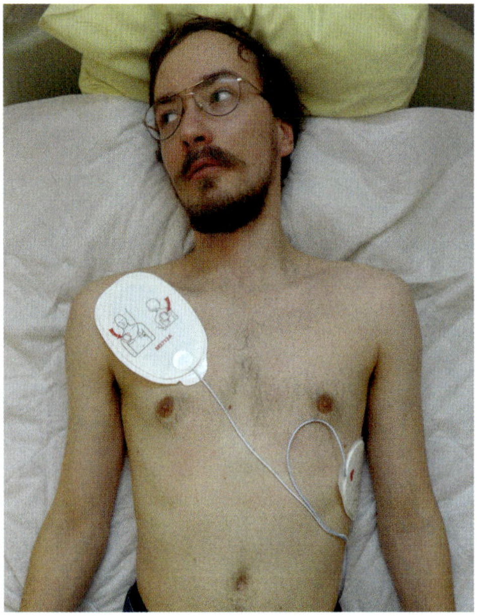

- Suivre les recommandations du défibrillateur jusqu'à l'arrivée d'un médecin : s'écarter du patient lorsqu'un choc est délivré, faire attention aux surfaces conductrices (métal, eau).
- Une fois allumé, le défibrillateur ne doit jamais être éteint.

Rappel : arrêter le massage uniquement pour analyse du rythme cardiaque et choc électrique externe ou sur demande du médecin (contrôle de respiration, intubation, contrôle du rythme ou arrêt de la RCP).

Montage d'un système d'aspiration de liquides biologiques

Matériel

- Prise murale de vide.
- Solution hydroalcoolique (SHA).
- Sonde d'aspiration stérile.
- Poche de recueil.
- Manomètre régulateur de vide en mmHg.
- Récipient collecteur (bocal en verre, plastique) ou réceptacle en plastique rigide avec poche à usage unique, valve antiretour et filtre antibactérien.
- Tuyaux d'aspiration et leurs raccords, pince « stop-vide ».

Assemblage du système d'aspiration

- Se frictionner les mains avec une SHA.
- Brancher le manomètre à la prise murale.
- Bien étirer le sac de recueil et le positionner dans le récipient collecteur.
- Connecter le tuyau d'aspiration au manomètre puis l'autre extrémité au raccord coudé situé sur le côté du bocal de recueil (1) ▸ fig. 41.4.
- Connecter le second tuyau d'aspiration (2) ▸ fig. 41.4 comportant le système « stop-vide » sur l'embout du couvercle.
- Ouvrir la molette du manomètre afin d'ouvrir le vide.
- Contrôler le fonctionnement du système et l'expansion du sac de recueil.
- Connecter une sonde d'aspiration de taille adaptée au patient au niveau du « stop-vide » et régler le manomètre d'aspiration selon la prescription médicale.

fig. 41.4 ▸ **Branchement du système d'aspiration.** 1. Premier tuyau d'aspiration, à connecter au manomètre et au raccord coudé situé sur le côté du bocal de recueil. 2. Second tuyau d'aspiration, à connecter à l'embout du couvercle.

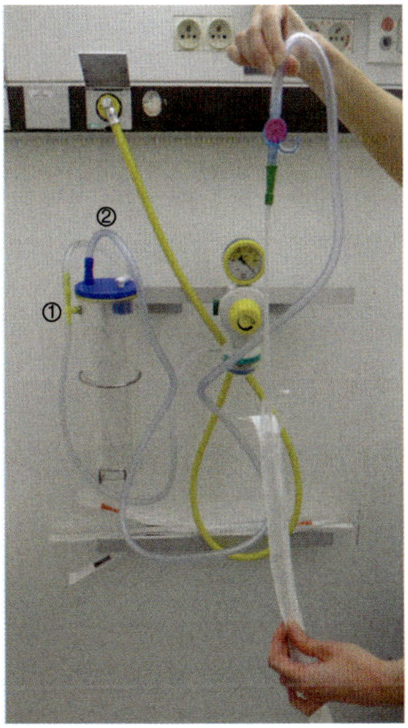

Après la réanimation cardiorespiratoire

La surveillance d'un patient post-réanimation cardiorespiratoire concerne plusieurs paramètres :

- **si patient inconscient** : intubation du patient pour protection des voies aériennes par le médecin, mise sous respirateur et administration de thérapeutiques **sur prescription** pour sédation du patient.

- **Surveillance des paramètres vitaux**, fréquente et comparative : fréquence cardiaque, TA aux deux bras, fréquence respiratoire, saturation en air ambiant, température, capnographie si patient intubé ;
- **surveillance des excrétats** : quantifier la diurèse avec, si besoin, pose d'une sonde urinaire **sur prescription médicale**, suivi du transit ;
- **surveillance de la tolérance, de l'efficacité et de la bonne prise des traitements** ;
- **examens complémentaires** : bilan biologique, ECG, radiographie pulmonaire post-réanimation ;
- **surveillance de l'absence de signes de gravité ou de nouvel ACR** ;
- **transfert du patient** en service de réanimation ou en soins intensifs.

VOIR AUSSI

- FICHE 8 Troubles du rythme et de la conduction
- FICHE 39 Pose d'une voie veineuse périphérique
- FICHE 42 Ventilation non invasive

FICHE 42 Ventilation non invasive

Ventilation spontanée

L'oxygénation d'un patient ▸ tableau 42.1 est un soin **sur prescription médicale** (hors urgence vitale), indiqué lors d'une détresse respiratoire ou une désaturation en dehors des objectifs de saturation en oxygène du patient définis par le médecin (antécédents pulmonaires, tabagisme, etc.). Elle consiste à apporter de l'oxygène au patient avec une concentration en O_2 supérieure à celle initialement retrouvée dans l'air ambiant.

Tableau 42.1 ▸ Différents types de dispositifs d'oxygénation pour ventilation spontanée.

Dispositif	Débit recommandé	Indication/Avantage
Lunettes à oxygène	0 à 4 L/min	Oxygénation par voie nasale
Masque simple	4 à 9 L/min	Efficace si respiration par voie buccale
Masque à haute concentration	9 à 15 L/min	Réservoir permettant d'augmenter la concentration en O_2 inspiré
Masque à aérosol	6 L/min	Administration de thérapeutiques par nébulisation
Optiflow	15 à 60 L/min	Oxygénothérapie nasale à haut débit

Ventilation manuelle

La ventilation manuelle est une **technique** permettant l'**oxygénation** d'un **patient inconscient** présentant un arrêt respiratoire (fiche 41). Elle permet l'insufflation d'air dans les poumons du patient grâce à un ballon insufflateur : le ballon autoremplisseur à valve unidirectionnelle (BAVU).

Conduite infirmière

- **Libérer les voies aériennes** : déboutonner pantalon, chemise et cravate, ôter les prothèses dentaires, ôter tout corps étranger dans la bouche du patient (aliment, pâte à mâcher, etc.).
- **Positionner la tête en hyperextension** : mettre une main sur le front et l'autre sur le menton et incliner la tête vers l'arrière (favorise le passage de l'air).
- Choisir une **taille de masque adaptée au visage du patient**, l'assembler au BAVU et connecter le BAVU à une prise d'oxygène (bouteille ou murale) à 15 L/min.
- Maintenir le masque sur le visage du patient : pouce sur le nez, quatre autres doigts en crochet sur le menton du patient afin d'éviter la fuite d'oxygène ; la main dominante sur le ballon, la seconde main maintenant l'hyperextension de la tête.
- Insuffler à intervalles réguliers (une insufflation toutes les trois secondes) et veiller au soulèvement thoracique (deux insufflations toutes les trente compressions thoraciques).

Rappel : ne jamais insuffler de l'oxygène avec un BAVU à un patient présentant une respiration spontanée. En effet, vous insufflerez de l'air dans les voies digestives et risquez de provoquer un réflexe de régurgitation de la part du patient.

Ventilation en pression positive continue (CPAP/VNI)

La ventilation en pression positive continue nécessite l'utilisation d'un respirateur. Les réglages sont réalisés **par le médecin**, notamment :

- **la PEP** (pression expiratoire positive) : pression maintenue dans les poumons durant l'expiration du patient afin d'augmenter les échanges gazeux avec la circulation sanguine ;
- **la FiO_2** : concentration en oxygène du mélange inspiré par le patient ;
- **le trigger** : niveau en L/min permettant de définir le moment où le respirateur déclenche un cycle respiratoire afin de ne pas fatiguer le patient s'il doit faire trop d'efforts ;
- **la fréquence respiratoire**.

CPAP

- **Indication** : OAP cardiogénique (fiche 13).
- **Principe** : le patient respire de manière spontanée, mais la pression positive du masque permet un soulagement de l'effort à l'inspiration comme à l'expiration.
- **Matériel** : masque à CPAP, bouteille ou prise d'oxygène, tubulure à oxygène, valve de Boussignac.

VNI VS (ventilation spontanée)

- **Indication** : décompensation respiratoire.
- **Principe** : aide inspiratoire par pression positive définie par la PEP afin de remplir les poumons du patient et d'éviter l'effort respiratoire.
- **Matériel** : masque à VNI, bouteille ou prise d'oxygène, respirateur avec circuit, tubulure à oxygène ▸ **fig. 42.1**.

fig. 42.1 ▸ Mise en place d'une VNI.

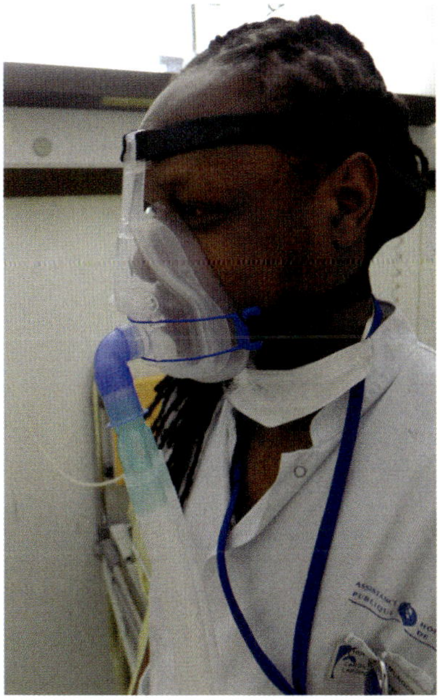

Conduite infirmière

Installation d'une CPAP à l'aide d'une valve de Boussignac

- Installer le patient en **position assise** ou demi-assise.
- Choisir une **taille de masque adaptée au visage** du patient, l'adapter à une valve de Boussignac d'un côté et à une sortie d'oxygène (bouteille ou murale) de l'autre.
- Vérifier le circuit du respirateur et la connexion à une prise à oxygène murale ▸ **fig. 42.2**.
- En fonction de la prescription de la pression expiratoire positive (PEP), ouvrir l'arrivée d'oxygène jusqu'à atteindre la pression recherchée sur le débitmètre de la valve de Boussignac.
- Mettre le **masque sur le visage** du patient à l'aide du harnais et le serrer jusqu'à absence de fuite, puis déconnecter le débitmètre.
- Contrôler l'**état clinique du patient**, la saturation du patient et les autres paramètres vitaux (FC, TA, conscience), les signes d'hypoxie et la bonne **position du matériel**.

Sur prescription, préparation à la mise en place d'une VNI VS

- Installer le patient en **position assise** ou demi-assise.
- Choisir une taille de masque adaptée au visage du patient et brancher le circuit au respirateur.
- Laisser le médecin réaliser le réglage de l'appareil en fonction des besoins du patient.
- Surveiller l'état clinique et les paramètres vitaux du patient, le niveau de la bouteille d'oxygène et l'absence de fuites dans le circuit.

fig. 42.2 ▸ Montage d'un circuit de respirateur pour VNI.

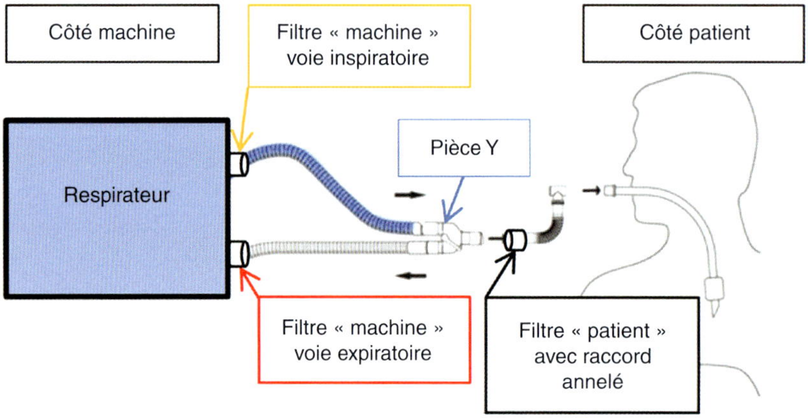

Source : Ligner S, Meyer C, Mengus MA, Theissen-Laval O, Menninger J. Point sur la mise en œuvre de nouvelles recommandations d'utilisation des filtres respiratoires à l'hôpital de Mulhouse. *PHCLIN* 2021;56(2):124-132.

L'arrêt de la CPAP et de la VNI est décidé par le médecin lorsque l'état du patient le permet, sauf si prescription de ventilation nocturne ou d'une séance à durée définie.

Ventilation invasive artificielle par respirateur (VA)

La ventilation par respirateur est un appareillage permettant de prendre **le relais du corps** pour assurer la respiration du patient, le plus souvent après intubation. Elle est donc utilisée au **bloc opératoire** en cas de chirurgie sous anesthésie générale, ou en **réanimation** lorsque le patient n'est plus en mesure de respirer de manière autonome.

VOIR AUSSI

- FICHE 13 **Insuffisance cardiaque**
- FICHE 41 **Prise en charge de l'arrêt cardiorespiratoire**

FICHE 43 Sonde d'entraînement électrosystolique externe

Définition

Appelé également **pacemaker externe**, il s'agit d'un boîtier de stimulation relié à une sonde d'entraînement par un câble, mis en place sous anesthésie locale après ponction veineuse fémorale, jugulaire ou sous-clavière.

Indication

- Attente d'une pose de pacemaker (fiche 44).
- Trouble du rythme avec échec thérapeutique : BAV III, torsade de pointe, etc.
- Choc cardiogénique avec bradycardie.

Surveillance

La sonde d'entraînement électrosystolique (SEES) ne doit pas être utilisée plus de quelques jours sous peine de complications.

Douleur

- Évaluation de la douleur.
- **Sur prescription,** administration d'un traitement antalgique (fiche 61).

Infection

- Surveillance du pansement : propre, occlusif, pas de rougeur, chaleur ou douleur.
- Surveillance des paramètres vitaux et de l'état clinique : température, frissons, marbrures, etc.
- Surveillance de la VVP : pas de douleur à l'injection, point de ponction propre, pas de rougeur, de chaleur ou d'induration du trajet veineux.

Complication thrombo-embolique, embolie gazeuse

- Surveillance **neurologique** : troubles de la conscience, troubles moteurs, etc.
- Surveillance de **douleur thoracique** ou de signes cardiorespiratoires : tachycardie, dyspnée, oppression, gasps, cyanose, etc.
- Surveillance de signes de **TVP** ou de **phlébite** (fiche 28) : mollets souples, indolores, pas de chaleur.

Pneumothorax, hémothorax, malposition de la SEES

- **Sur prescription,** organisation de la réalisation d'une radiographie thoracique de contrôle.
- Surveillance de la **gêne respiratoire** : toux, dyspnée, cyanose, douleur sternale brutale à type de coup de poignard d'intensité variable et majorée à l'inspiration, etc.
- Surveillance des signes évocateurs d'**hémothorax** : pâleur, tachycardie, hypotension artérielle, pouls filant.

Arythmie ventriculaire, dysfonction de la SEES

- **Sur prescription,** réalisation d'un **ECG** post-procédure (fiche 68).
- Surveillance du patient par **monitorage cardiaque** (fiche 48) : **spikes non suivis de QRS** (mauvais positionnement de la sonde, intensité de stimulation trop basse, augmentation du seuil de stimulation du myocarde), **absence de spikes** (défaut de branchement de la SEES, panne du boîtier), **stimulation non coordonnée** à l'activité cardiaque du patient (absence de stimulation – inhibée – ou stimulation inappropriée).

VOIR AUSSI

- FICHE 28 Thrombose veineuse
- FICHE 44 Pose d'un pacemaker ou d'un défibrillateur automatique interne
- FICHE 48 Pose et surveillance de monitorage cardiaque
- FICHE 61 Antalgiques
- FICHE 68 Enregistrement d'un électrocardiogramme

FICHE 44 Pose d'un pacemaker ou d'un défibrillateur automatique interne

Pacemaker

Le pacemaker (PM) est un **boîtier** alimenté par une pile, relié à une ou **plusieurs sondes** (une, deux ou trois) situées au niveau des cavités cardiaques ▸ fig. 44.1. Le PM fonctionne de façon **autonome** : il surveille en permanence le **rythme cardiaque** et peut envoyer, si besoin, une impulsion électrique afin de stimuler les cavités cardiaques.

fig. 44.1 ▸ **Pacemaker double chambre.**

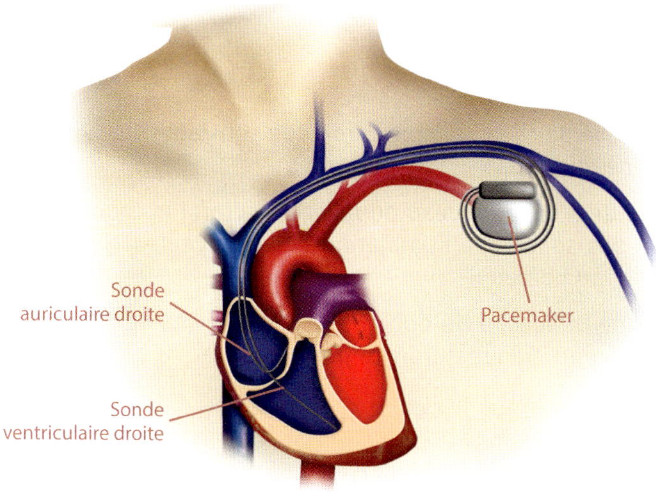

Illustration de Marie Schmitt.

Indications

- Bradycardies : BAV, dysfonction sinusale sévère.
- Insuffisance cardiaque systolique avec un NYHA stade III et échec thérapeutique (fiche 13) : PM dit « de **resynchronisation** » possédant trois sondes afin de stimuler l'OD, le VD et le VG.

Contre-indication

Infection non contrôlée.

Défibrillateur automatique interne

Le défibrillateur automatique interne (DAI) est un dispositif semblable au pacemaker, le boîtier étant un peu plus volumineux. Il surveille constamment le rythme cardiaque et est capable de délivrer un **choc électrique interne** (cardioversion) s'il détecte un **trouble du rythme ventriculaire grave**. Le DAI peut posséder une, deux ou trois sondes. Certains DAI possèdent également la **fonction de pacemaker**.

Indications

- **Prévention primaire** ou **secondaire** des morts subites dues à de graves troubles du rythme ventriculaire (arythmies ventriculaires).
- Pathologies cardiaques prédisposant aux **arythmies ventriculaires** : CMH (fiche 16), cardiopathies dilatées (fiche 17), syndrome de Brugada, IDM (fiche 10), etc.

Contre-indications

- Infection non contrôlée.
- Thrombus intraventriculaire.

Déroulement de la pose de PM ou de DAI

- Pose du dispositif en salle de cathétérisme cardiaque sous anesthésie locale avec sédation IV si nécessaire.
- **Incision sous-cutanée** de 5 cm au niveau du muscle pectoral pour insérer le boîtier puis insertion des sondes de stimulation par voie veineuse jusqu'au cœur avant de les relier au boîtier.
- **Si DAI** : possible test de l'efficacité du boîtier par déclenchement volontaire d'un trouble du rythme ventriculaire durant la pose.

Conduite infirmière et conseils au patient

Préparation du patient avant pose de PM ou de DAI

- Vérifier l'identité du patient sur son bracelet d'identification en lui demandant de la confirmer oralement.
- Préparation cutanée : douche antiseptique le matin de la procédure, dépilation du torse, du dos et des aisselles.
- Explications données en collaboration avec le médecin au patient concernant la mise à jeun avant examen, le déroulement de la procédure, et récupération du consentement éclairé signé du patient.
- **Sur prescription médicale**, pose d'une VVP avec réalisation d'un bilan sanguin d'hémostase et d'un bilan infectieux.
- Préparer le dossier médical avec consultation d'anesthésie et appliquer les prescriptions de l'anesthésiste (anxiolytiques, etc.) la veille et le jour de la pose.

Surveillance du patient après pose de PM ou de DAI

- Reprise du traitement habituel du patient.
- Stimulation à l'hydratation per os du patient : élimination du produit de contraste.

- Douleur : évaluation de la douleur. **Sur prescription,** administration d'un traitement antalgique (fiche 61).
- Risque infectieux et hémorragique : surveillance du pansement avec réfection à J1 (ablation du pansement compressif, mise en place d'un pansement sec) et ablation à J2 post-pose (hématome, saignement, signes locaux au niveau de la plaie), surveillance de la VVP (point de ponction propre, pas de rougeur d'induration ou de douleur à l'injection), surveillance des paramètres vitaux et de l'état clinique (tachycardie, température, frissons, marbrures), surveillance vasculaire (pouls distaux, mobilité des doigts, sensibilité).
- Risque thrombo-embolique : surveillance neurologique (troubles de la conscience, troubles moteurs, etc.), surveillance de douleur thoracique ou de signes cardiorespiratoires (tachycardie, dyspnée, oppression, gasps, cyanose, etc.), surveillance de signes de TVP ou de phlébite (fiche 28– mollets souples, indolores, pas de chaleur).
- Risque d'arythmie ventriculaire : réalisation d'un ECG post-procédure (fiche 68). **Sur prescription,** surveillance du patient par monitorage cardiaque (fiche 48).
- Risque de malposition de la sonde, risque d'hémothorax ou de pneumothorax : organisation de la réalisation d'une radiographie thoracique, gêne respiratoire (toux, dyspnée, cyanose, douleur thoracique brutale à type de coup de poignard), signes de choc hémorragique (pâleur, tachycardie, hypotension artérielle).

Recommandations faites aux porteurs de PM ou de DAI

- Toujours porter sur soi son carnet de porteur de DAI ou de PM sur lequel est noté la marque du boîtier et des sondes utilisées.
- Éviter les portiques d'aéroports et les IRM (certains boîtiers sont IRM-compatibles, à vérifier avant toute IRM).
- Utiliser le téléphone portable du côté opposé.
- Le premier mois : ne pas lever le bras du côté de l'intervention plus haut que l'épaule, port de charges lourdes interdit ainsi que les sports nécessitant des mouvements de l'épaule (golf, tennis, etc.).
- Prévenir du port de PM ou de DAI avant toute intervention (bistouri électrique interdit).

VOIR AUSSI

- FICHE 10 Prise en charge d'un patient présentant un syndrome coronarien aigu
- FICHE 13 Insuffisance cardiaque
- FICHE 16 Cardiomyopathie hypertrophique
- FICHE 17 Cardiomyopathie dilatée
- FICHE 28 Thrombose veineuse
- FICHE 48 Pose et surveillance de monitorage cardiaque
- FICHE 68 Enregistrement d'un électrocardiogramme

FICHE 45 Pose d'un cathéter central et/ou artériel

Définition

La pose d'un cathéter central (KTC) ou d'un cathéter artériel (KTA) est un **geste médical** échoguidé pouvant être réalisé en chambre, au lit du patient. Le rôle IDE lors de la pose est de :

- **préparer le matériel** nécessaire au médecin afin de poser le dispositif central, notamment le montage des rampes ;
- servir le médecin tout au long de la procédure.

Après la pose, la surveillance des cathéters centraux et leur ablation (en présence d'un médecin) sont à réaliser par l'infirmier **sur prescription médicale**.

Cathéter veineux central

- **Indication** : absence de réseau périphérique – permet l'administration de solutés hypertoniques, de nutrition parentérale, de catécholamines ou de produits veinotoxiques (chimiothérapie, recharges ioniques, etc.).
- **Voie d'abord** : veine fémorale en première intention, jugulaire ou sous-clavière – l'extrémité distale du cathéter se situe entre la veine cave supérieure et l'OD.

Cathéter artériel

- **Indication** : instabilité hémodynamique – permet la mesure de la pression artérielle en continu par voie sanglante et le prélèvement sanguin artériel.
- **Voie d'abord** : artère radiale.

Cas particulier

Voies du KTC et thérapeutiques

Le plus souvent, le KTC est composé de trois lumières (si deux lumières, disparition de la médiane) :

- **voie proximale** : la plus proche de la peau et donc la plus éloignée de l'OD, rien ne viendra pousser et flasher le produit – voie dédiée aux médicaments d'urgence et aux catécholamines ;
- **voie médiane** : voie utilisée pour drogues si deux catécholamines et sédation ;
- **voie distale** : la plus éloignée de la peau et donc la plus proche de l'OD (plus gros calibre) – administration de tous les autres traitements et solutés de remplissage.

Préparation du matériel

- Un chariot de soins avec un sac DASRI, un sac DAOM et une boîte à aiguilles.
- Compresses stériles : environ 30, en prévoir plus si besoin.
- Antiseptique alcoolique.

- Un masque chirurgical et une charlotte par personne présente lors de la pose (patient inclus).
- Habillage du médecin : une blouse stérile ou casaque de bloc, une paire de gants stériles à la taille du médecin.
- Préparation des rampes : un champ stérile non troué (deux si KTA et KTC), une paire de gants stériles à votre taille (deux paires si KTA et KTC).
- Deux pousse-seringues (pour seringues de garde-veine des voies médiane et proximale).

Matériel pour rampe du KTC ▸ fig. 45.1

- Une poche de 500 mL de sérum physiologique à 0,9 %.
- Une poche de 100 mL de sérum physiologique à 0,9 % (pour voies médiane et proximale).
- Trois robinets 3 voies, une rampe à trois robinets ou plus avec prolongateur.
- Une ou deux aiguilles pompeuses.
- Une tubulure simple.
- Deux prolongateurs avec deux seringues de 50 mL.

fig. 45.1 ▸ Montage de la rampe pour KTC.

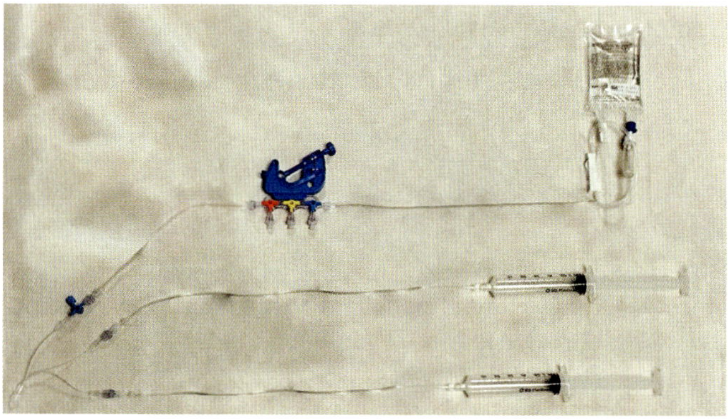

Rappel : matériel pour un cathéter à trois lumières. Si lumière supplémentaire, rajouter 50 mL de sérum physiologique à 0,9 %, une aiguille pompeuse, une seringue de 50 mL, un prolongateur et un robinet 3 voies.

Matériel pour rampe du KTA ▸ fig. 45.2

- Une poche de 500 mL de sérum physiologique à 0,9 %.
- Une tubulure pour KTA (avec connexion pour moniteur cardiaque) avec robinet proximal (sinon, rajout d'un robinet 3 voies).

fig. 45.2 ▸ Montage de la rampe pour KTA.

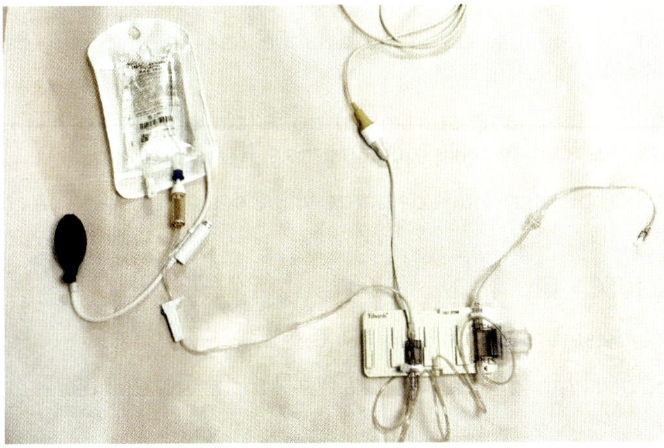

Matériel pour pose des cathéters

- Fixation du cathéter : un scalpel, fil à suture avec aiguille et porte-aiguille, deux pansements adhésifs transparents (quatre si KTC et KTA).
- Anesthésie locale : une seringue de 10 mL, une aiguille pompeuse, une aiguille sous-cutanée, deux flacons de lidocaïne.
- Un module de pression, une poche de mise sous pression, un câble pour raccordement du KTA au module du moniteur cardiaque.
- Un pied à perfusion (deux, si possible, si KTA et KTC).
- Un champ stérile troué, deux champs stériles non troués.
- Un KTC à 2, 3 ou 4 lumières : longueur selon voie d'abord.
- Un KTA unilumière.

Rappel : il existe des kits stériles comprenant l'ensemble du matériel nécessaire à la pose de cathéter. Regarder le contenu et ajouter le matériel manquant en fonction. Demander au médecin la longueur du cathéter souhaitée selon la voie d'abord.

Déroulement du soin

Préparer le patient avant la pose de KTA et/ou de KTC : explication du soin, décubitus dorsal, déshabillage et dépilation de la zone de ponction.

Conduite infirmière

Préparation des rampes stériles pour la pose du KTA et/ou du KTC

Procéder par étape : un cathéter à la fois, un champ stérile pour l'ensemble des rampes du KTC et un champ pour la rampe du KTA.

- Poser un champ stérile sur votre plan de travail.
- Déballer de façon stérile l'ensemble du matériel nécessaire pour la préparation des rampes du KTA ou du KTC et éliminer vos déchets.

- Réaliser une friction hydroalcoolique et mettre vos gants stériles.
- Réaliser les montages en veillant à bien rincer l'ensemble des tubulures.
- Refermer le champ afin de conserver le matériel stérile à l'intérieur (rabattre les bords vers le milieu et fixer le champ avec du sparadrap pour le garder fermé).
- Enlever vos gants et jeter vos déchets dans la poubelle DAOM.

Pose du KTA et/ou du KTC

- Habillage (mise de la charlotte et du masque chirurgical) puis aide à l'habillage du patient (déshabillage, charlotte et masque chirurgical).
- Servir le matériel au médecin selon ses besoins et ses demandes : ouvrir votre champ stérile avec rampe de KTA ou de KTC selon ordre de pose sur votre chariot de soin en veillant à la stérilité du contenu, et déballer de manière stérile le matériel nécessaire au médecin dessus.
- Éliminer les déchets durant la procédure.

Après la pose du KTA et/ou du KTC

- Assurer après la pose la bonne sécurisation des cathéters : pansements occlusifs en place, présence des fils de suture, débit des garde-veines, identification des différentes tubulures.
- Aider le médecin à réaliser la PEP zéro.
- Rhabillage du patient et réinstallation de celui-ci.
- Réaliser la traçabilité de la pose du matériel.
- **Sur prescription,** organisation de la radiographie thoracique avant l'utilisation du cathéter (hors urgence).

Réalisation du zéro

- Poser la tête de pression au même niveau horizontal que le cœur du patient.
- Fermer le robinet en aval de la tête de pression côté « patient », ouverture du robinet côté « air » et réalisation du zéro sur le scope.
- Fermer le robinet côté « air » et vérifier la présence de la pression sanglante sur le moniteur cardiaque.

Prélèvement sur KTA

- Préparation du matériel : une paire de gants non stériles, adaptateur avec corps de prélèvement, un bouchon stérile, deux compresses d'antiseptique alcoolique, deux tubes de purge, tubes de prélèvement selon prescription médicale.
- Vérifier la quantité de soluté dans la poche de pression du KTA et la pression de la poche (gonfler à 300 mmHg).
- Réaliser une friction hydroalcoolique et mettre vos gants, puis manipuler la ligne avec les compresses imbibées d'antiseptique.
- Fermer la voie du robinet pour pouvoir mettre l'adaptateur, puis fermer la voie côté poche de pression.
- Prélever deux tubes de purge puis les tubes de prélèvements.
- Fermer la voie côté patient afin de pouvoir rincer le robinet à l'aide de la poche sous pression après avoir ôté l'adaptateur.
- Purger la tubulure entre le robinet et le patient, puis effectuer la « PEP zéro ».

Surveillance

- Surveillance du point de ponction du cathéter : rougeur, chaleur, douleur, température.
- Surveillance du pansement (occlusif, propre sans souillure) : réfection du pansement, si besoin, selon protocole du service (pas de recommandations sur le temps).
- Surveillance du gonflement de la poche de pression du KTA.
- Réalisation de la « PEP zéro » une fois par équipe, et de la mesure de la TA sur KTA.

FICHE 46 Picc-line

Définition

La pose d'un picc-line est un soin décidé lorsqu'un patient présente un **capital veineux pauvre** et nécessite des **traitements intraveineux à longue durée** : transfusions répétées, chimiothérapie, antibiothérapie, nutrition parentérale, etc.

Le picc-line est un **cathéter veineux central** inséré de manière **périphérique** : il est placé au-dessus du pli du coude sous contrôle échographique et remonte jusqu'à la jonction de la veine cave supérieure et de l'OD. Celui-ci peut avoir une ou plusieurs lumières.

Déroulement du soin

Conduite infirmière

Préparation du patient avant pose de picc-line

- **Informer** le patient sur le déroulement de l'examen. Recueil par le médecin de son consentement éclairé.
- Préparation du patient : mise à jeun, **préparation cutanée du haut du corps et dépilation des bras**.
- Préparer le dossier médical avec les derniers résultats de bilan biologique et la **demande de pose du picc-line** remplie par le médecin, et organiser le transfert du patient pour la pose du picc-line.

Prise en charge d'un patient après pose de picc-line

- **Réinstaller** le patient, contrôler les **paramètres vitaux** et la **douleur**.
- **Surveillance du picc-line** : point de ponction (signes inflammatoires), pansement (propre, occlusif), position du picc-line (fixation du picc-line en place, surveillance d'absence de sortie du picc-line selon longueur notée sur la carte de pose).
- Organisation d'une **radiographie thoracique de contrôle** afin de vérifier le bon positionnement du matériel : ne rien injecter sur le picc-line avant confirmation de la bonne position de celui-ci.
- Information et éducation du patient avant la sortie (fiche 65). Procéder à l'**information** et à l'**éducation** du patient : complications, interdiction de baignade, protection du pansement si douche, pas de port de charges lourdes, port de vêtements à manches longues et amples.
- **Traçabilité de la pose du picc-line** : carte d'identification remise au patient, tracer chaque soin réalisé sur le picc-line dans le dossier infirmier.

Complications

Thrombose veineuse

Phlébite de la veine du membre supérieur pouvant être observée par écho-doppler du membre (fiche 72).

Signes : **gonflement** de la main et/ou du bras du côté du picc-line, cordon veineux **induré**, **rougeur, douleur**, **fièvre**.

Conduite infirmière

Prévenir le médecin et arrêt de perfusion si elle est en cours. **Sur prescription,** administration d'HBPM (fiche 49).

Infection

Signes : **inflammation** au point d'insertion, **rougeur** sur le trajet du picc-line, **écoulement** purulent, **œdème**, **douleur**, fièvre, frissons.

Conduite infirmière

Prévenir le médecin. **Sur prescription**, prélèvement (bactériologie, hémocultures, prélèvement cutané et mise en culture du picc-line), retrait du picc-line et traitement par **antibiothérapie**.

Occlusion

Signes : injection impossible ou difficile, reflux veineux absent.

Conduite infirmière

Vérifier le clamp, bien positionner le bras le long du corps du patient, tête tournée du côté opposé au picc-line – en cas d'échec, prévenir le médecin et suivre **sur prescription** le protocole de désobstruction du service.

Extériorisation partielle ou complète

Signes : mouvement du picc-line, picc-line **sorti de son point d'insertion**.

Conduite infirmière

Prévenir le médecin. Si extériorisation partielle, **sur prescription,** retrait définitif du picc-line.

Matériovigilance

Signes : tout défaut, incident lié au matériel.

Conduite infirmière

Signalement immédiat au médecin et signalement de matériovigilance.

Surveillance

Utilisation du picc-line

- Tout soin sur picc-line nécessite **le port d'un masque et d'une charlotte** par le patient et l'infirmière.
- Toute utilisation du picc-line est réalisée en **stérile**.
- **Contrôle de la perméabilité** du picc-line et du **reflux sanguin** avant toute injection. Si absence de reflux, prévenir le médecin et programmation d'un contrôle radiologique avant toute utilisation de celui-ci.
- Toujours utiliser la même lumière pour le même type de traitement.

Réalisation du rinçage pulsé

À réaliser avant et après toute utilisation du picc-line et tous les quatre jours si une voie du picc-line n'a pas été utilisée :

- désinfection de la valve à l'aide de compresses imbibées d'antiseptique alcoolique ;
- adaptation d'une seringue de sérum physiologique de 10 mL et rinçage par trois poussées au minimum sur le piston avant clampage de la voie par **pression positive** (clampage durant l'injection du rinçage).

Prélèvement sanguin sur picc-line

- Réaliser le prélèvement en stérile et manipuler l'ensemble du picc-line à l'aide de compresses imbibées d'antiseptique.
- Réaliser un rinçage pulsé pour vous assurer du bon fonctionnement du picc-line.
- Vérifier la fermeture du clamp avant de désinfecter la valve à l'aide de compresses imbibées d'antiseptique alcoolique.
- Adapter un adaptateur avec un corps de prélèvement à la valve et ouvrir le clamp.
- Réaliser la purge avec deux tubes de purges, puis prélever les tubes nécessaires pour le bilan sanguin.
- Rincer de manière pulsée avec 20 mL de sérum physiologique après utilisation et fermer le clamp.

Déroulement du changement du pansement et du système de fixation ▸ tableau 46.1

- **Préparer le matériel** : désinfection des mains puis, sur un chariot, ouvrir un champ stérile en veillant à ne pas toucher l'intérieur de celui-ci.
- Ouvrir **de manière stérile** le matériel nécessaire au soin sur le champ stérile après vérification des dates de péremption et de l'intégrité des emballages : compresses imbibées d'antiseptique alcoolique, pansement adhésif ou système de fixation si besoin, matériel à changer.

Tableau 46.1 ▸ Rythme de changement des dispositifs du picc-line.

	J + 1 après pose du picc-line	Une fois par semaine	À chaque pose de poche de perfusion	Pansement non occlusif ou souillé
Pansement adhésif transparent	X	X		X
Système de fixation		X		X
Valves bidirectionnelles		X		
Ligne de perfusion		X		
Tubulure de perfusion : transfusion, alimentation parentérale, produit médicamenteux			X	

- **Habillage** : mettre le masque et la charlotte au patient puis à soi-même. Demander au patient de tourner la tête du côté opposé au picc-line.
- Mettre des gants non stériles et retirer le pansement si besoin en veillant à fixer le picc-line à l'aide de **sutures cutanées adhésives stériles** afin d'éviter un retrait accidentel.
- Enlever ses gants, se laver les mains avant la mise de gants stériles.
- Maintenir le picc-line à l'aide des compresses imbibées, retirer si besoin le système de fixation, nettoyer le point d'insertion par deux passages d'antiseptique alcoolique.
- Adapter le système de fixation au picc-line et à la peau, retirer les sutures cutanées adhésives et poser le pansement.
- Trier les déchets dans les poubelles du chariot de soins et retirer les gants.

VOIR AUSSI

- FICHE 49 Anticoagulants
- FICHE 65 Éducation thérapeutique
- FICHE 72 Échographies cardiovasculaires

FICHE 47 Soins et surveillance des drainages

Définition

Les drains ou redons sont des **dispositifs médicaux** (flacons stériles extracorporels, poches stériles, lames, méchages) permettant d'**évacuer** un **liquide** ou un **gaz** du corps humain en mettant le dispositif en déclive ou en aspiration. En cardiologie, nous retrouvons ce type de dispositif en USIC, en réanimation ou en chirurgie cardiaque et vasculaire dans le cadre de :

- drainages pleuraux en cas d'épanchement ;
- pneumothorax ou hémothorax ;
- exsudats post-chirurgicaux ;
- drainages péricardiques dans le cadre d'une péricardite (fiche 32), etc.

La pose des drainages est réalisée **sur prescription médicale** dans les cas d'aspiration sur **sonde nasogastrique** ou d'**aspiration cutanée** en déclive : la pose des drainages intracorporels est réalisée par un médecin ou un chirurgien.

Pose des drainages intracorporels

La pose des drains est un **soin médical,** mais l'infirmière est présente afin de servir le médecin et de **préparer le matériel** nécessaire au bon déroulement du soin.

Préparation du matériel

- Un chariot de soins avec un sac DASRI, un sac DAOM et une boîte à aiguilles.
- Des compresses stériles (environ 30).
- Un antiseptique alcoolique.
- Habillage : un masque et une charlotte par personne, une blouse chirurgicale et une paire de gants stériles à la taille du médecin.
- Nécessaire pour fixation : un scalpel, un fil à suture avec aiguille et un porte-aiguille, deux pansements adhésifs transparents.
- Nécessaire pour anesthésie locale : une aiguille pompeuse, une aiguille sous-cutanée, une seringue de 10 mL, deux flacons d'anesthésiants.
- Des champs stériles troués et non troués (nombre selon la taille des champs).
- Un kit de matériel de drainage en fonction du type de drain à poser.
- Un flacon collecteur (si pleurocathéter, une aiguille intramusculaire et une valve anti-reflux en plus du flacon).

Durant la pose, après avoir servi le médecin afin qu'il puisse positionner le drainage, l'IDE doit brancher le flacon collecteur à la tubulure posée par le médecin (si drainage par déclive, ouvrir le flacon sur demande du médecin avant de le connecter afin de rompre le vide de celui-ci). Après la pose, organiser la réalisation d'une **radiographie** afin de vérifier la position exacte du drain.

Surveillance

La surveillance des redons et des drains est un acte **sur prescription médicale**.

Surveillance des liquides et des gaz

- Vérification de l'absence de fuite au niveau matériel.
- Réalisation de la traçabilité sur la quantité drainée depuis la pose du dispositif ainsi que sur la quantité drainée sur 24 heures.
- Surveillance du changement d'aspect, de couleur, d'odeur du liquide drainé.

Selon la spécialité du service, cette surveillance peut être réalisée une fois par équipe ou tous les matins.

Surveillance du système d'aspiration

- Si système aspiratif : surveiller la source de vide.
- Si mural, surveillance de la dépression du manomètre.
- Le pansement cutané est à changer s'il est saturé dans le cas d'un drainage cutané, tous les jours si présence d'un signe inflammatoire, ou tous les deux jours si l'état cutané est correct.

Surveillance du point de ponction

- Surveillance de la fixation du drainage.
- Risque infectieux : pas de rougeur, de chaleur, de présence de souillures ou de saignement.
- Absence d'hématome ou d'œdème.

Surveillance de la douleur

Conduite infirmière

Changement du bocal de drainage

Matériel nécessaire : un nouveau bocal stérile, un antiseptique alcoolique, une paire de gants non stériles, des compresses, un carré absorbant, nécessaire pour élimination des déchets.

- Si aspiration murale, régler la dépression à zéro.
- Poser le carré absorbant sous le bocal à changer.
- Déposer à côté le nouveau bocal dans son emballage stérile.
- Désinfection des mains avec une solution hydroalcoolique et mise des gants.
- Clamper le circuit au niveau de la tubulure et du flacon à changer.
- À l'aide de compresses stériles imbibées d'antiseptique, retirer l'ancien flacon et visser le support du nouveau bocal à la tubulure avant de déclamper le circuit.
- Vérifier la perméabilité du circuit ainsi que l'aspiration du dispositif.
- Réaliser la traçabilité du changement de bocal et éliminer les déchets selon le circuit spécifique.

FICHE 48 Pose et surveillance de monitorage cardiaque

Définition

Télémétrie

La télémétrie est un **monitorage** permettant d'observer l'activité électrique du cœur en temps réel sur un écran et d'enregistrer en mémoire les **troubles du rythme cardiaque** (fiche 8). La surveillance de ces anomalies est un soin médical, mais l'IDE doit veiller au bon branchement des électrodes en continu (hormis au moment de la toilette du patient où l'appareil est enlevé avec l'accord du médecin).

Scope ou moniteur de surveillance multiparamètres

Le scope permet le monitorage d'un patient afin de contrôler continuellement les **paramètres vitaux** ainsi que le **tracé ECG** en temps réel : il enregistre aussi en mémoire si un paramètre est anormal. Connecté au poste de soins, le scope vous permet de surveiller **tous les paramètres vitaux** de vos patients sur un seul et même écran : selon les réglages, une **alarme** retentit si une des données enregistrées est anormale.

Holter-ECG

L'holter-ECG est un dispositif portatif posé par un IDE permettant une **surveillance en ville** de l'**activité électrique** du cœur sur 24 heures ou sur plusieurs jours. L'holter-ECG peut être complété par un holter tensionnel (mesure ambulatoire de la pression artérielle ou MAPA). Les données sont **enregistrées sur la mémoire du boîtier** et seront transférées sur ordinateur lorsque le patient rapportera le boîtier du holter au médecin pour lecture des résultats enregistrés.

Déroulement du soin

Pose du monitorage par télémétrie

- Enregistrer la télémétrie sur l'écran de surveillance : numéro de boîtier, identité du patient, chambre, port de PM (détection des spikes).
- Poser les électrodes selon les recommandations du fabricant ▸ **fig. 48.1**.
- Vérifier le bon fonctionnement de la télémétrie sur l'écran.

Pose du scope

- Régler le scope avec l'identité complète du patient : nom, prénom, date de naissance. Ajouter aux informations le port d'un pacemaker si patient appareillé (détection des spikes).
- Poser le brassard à tension au bras opposé à la perfusion ou à la cheville du patient.
- Poser le saturomètre au bras opposé au brassard à tension.
- Poser les électrodes selon les recommandations du fabricant ▸ **fig. 48.2**.
- Réglage des cycles de prise de tension artérielle et des alarmes en consensus avec le médecin : si arythmie déjà connue, normes tensionnelles, administration de thérapeutiques, etc.

fig. 48.1 ▸ Pose d'une télémétrie.

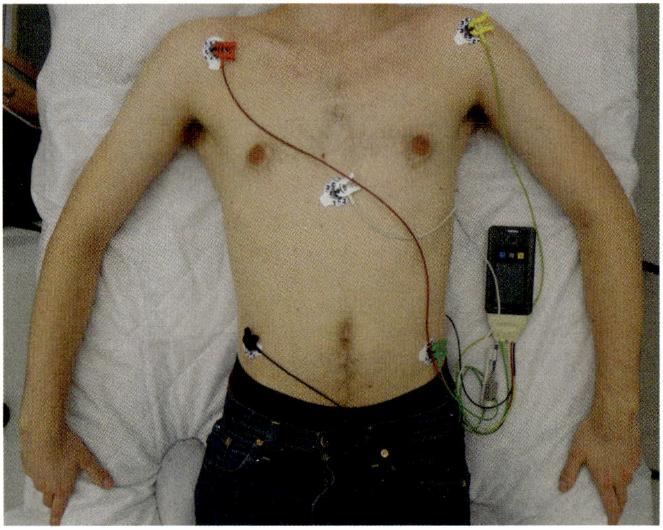

fig. 48.2 ▸ Électrodes du moniteur multiparamètres.

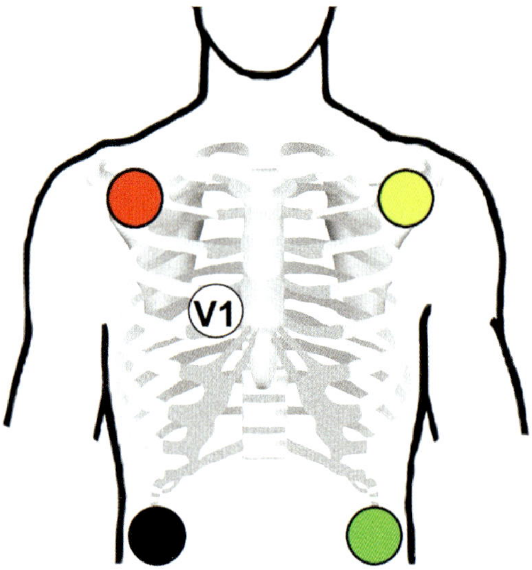

Source : CEMIR Collège des enseignants de médecine intensive – réanimation, Offenstadt G, Bollaert PE, Mercat A, Mira JP, Robert R, Saulnier F, Wolff M, Zéni F, Maury E. *Réanimation : Les Essentiels en médecine intensive – réanimation*, 4e édition. Elsevier Masson SAS, 2020.

Pose d'un holter-ECG

- Informer le patient de l'**horaire** et de la **date de retour du boîtier**. Si patient indisponible, décider d'un autre jour de pose de holter.
- Demander au patient de noter sur une feuille si **survenue d'événements anormaux** avec heure et date (palpitations, malaise, douleur thoracique, etc.).

- Demander au patient d'enlever ses colliers, d'éloigner les appareils électriques du boîtier et, en cas de soutien-gorge, de le privilégier sans armatures métalliques.
- Pose du **brassard à tension** si mesure tensionnelle (MAPA : mesure automatique de la pression artérielle).
- Poser les électrodes selon le nombre d'électrodes et les recommandations du fabricant (très variable selon le modèle du boîtier).
- **Fixer** à l'aide de pansements ou de sparadraps les électrodes pour éviter le décollement de celles-ci.
- Vérifier le bon fonctionnement du boîtier, s'il est bien allumé, et le mettre autour du cou du patient.

Rappel : en cas de décollement d'une électrode ou d'anomalie matérielle, l'anomalie sera signalée par le dispositif.

VOIR AUSSI

FICHE 8 Troubles du rythme et de la conduction

FICHE 49 Anticoagulants

Héparines non fractionnées (HNF)

DCI	Conditionnement
Héparine calcique	Ampoule ou seringue préremplie pour injection sous-cutanée
Héparine sodique	Flacon de 25 000 UI/5 mL pour administration en IV

Action

Inhibition immédiate de la **formation de la thrombine**.

Indications

Indication curative :

- **traitement des thromboses artérielles ou veineuses** : IDM (fiche 10), angor instable, embolie pulmonaire (fiche 29), embolie artérielle, etc. ;
- porteurs de **prothèses mécaniques** : traitement post-chirurgie en complément des AVK pour anticoagulation jusqu'à INR correct et donc efficacité des **AVK** (fiches 21 et 24).

Effets secondaires

- Risque hémorragique.
- Thrombopénie.

Contre-indications

- AVC hémorragique.
- Antécédent d'allergie.
- **Endocardite** infectieuse, sauf endocardite sur prothèse mécanique (fiche 31).
- Antécédent de thrombopénie sous héparine.
- **Syndrome hémorragique** en cours.

Surveillance

Surveillance hémorragique : survenue d'un syndrome hémorragique ou anémique.

Surveillance biologique (fiche 74) :

- surveillance des plaquettes ;
- dosage de l'héparinémie :
  - premier dosage : quatre à six heures après introduction si voie IV, quatre à six heures après seconde injection si voie sous-cutanée,
  - si changement de dose : contrôle quatre heures après modification si voie IV ou quatre heures après seconde injection si voie sous-cutanée

Antagoniste

Protamine intraveineuse.

Héparines de bas poids moléculaire (HBPM)

DCI	Conditionnement
Daltéparine sodique	Seringue préremplie pour injection sous-cutanée
Énoxaparine	
Nadroparine calcique	
Tinzaparine	

Posologie

- Indication préventive : une injection par 24 heures.
- Indication curative : deux injections par 24 heures avec 12 heures entre chaque injection.

Action

Inhibition de la formation de **thrombine** par **une action anti-Xa**, effet anticoagulant puissant.

Indications

- Traitement préventif des **thromboses** veineuses et artérielles (fiche 28).
- Traitement curatif de la **maladie thrombo-embolique**.

Effets secondaires

- Risque hémorragique.
- Thrombopénie.

Contre-indications

- AVC hémorragique.
- Antécédent d'allergie aux HBPM.
- **Endocardite** infectieuse sauf endocardites sur prothèse mécanique (fiche 31).
- **Syndrome hémorragique** en cours.

Surveillance

- Surveillance clinique : survenue d'un syndrome hémorragique ou anémique.
- Surveillance biologique (fiche 74) :
  - surveillance des plaquettes ;
  - si dosage curatif : dosage de l'activité anti-Xa quatre heures après la seconde injection ou quatre heures après chaque changement de posologie.

Antagoniste

Protamine.

Autre anticoagulant injectable: danaparoïde sodique

DCI	Conditionnement
Danaparoïde sodique	Ampoule pour administration IV

Indications

Il est utilisé en cas d'allergie ou en cas de thrombopénie immuno-allergique due à l'héparine.

Effets secondaires

- Risque hémorragique.
- Thrombopénie.
- Allergie.

Contre-indications

- AVC hémorragique.
- Antécédent d'allergie au danaparoïde.
- Endocardite infectieuse, sauf endocardites sur prothèse mécanique (fiche 31).
- Syndrome hémorragique en cours.

Autre anticoagulant injectable: fondaparinux sodique

DCI	Conditionnement
Fondaparinux sodique	Seringue préremplie pour injection sous-cutanée

Indications

- Traitement des **SCA** avec ou sans sus-décalage de ST (fiche 10).
- **Prévention des TVP** (fiche 28) lors de situations à risque.
- **Traitement curatif** des thromboses veineuses et **embolies pulmonaires** (fiche 29) en l'absence de complications et de contre-indications.

Effets secondaires

- Allergie.
- Saignements.

Contre-indications

- **Insuffisance rénale chronique** : clairance de la créatinine < 30 mL/min.
- Haut risque hémorragique : insuffisance hépatique, risque lié au poids, etc.
- Patient âgé.

Surveillance

Recherche d'une anémie.

Antivitamines K (AVK)

DCI	Conditionnement
Acénocoumarol	Comprimé sécable per os Dose augmentée progressivement jusqu'à obtenir l'INR souhaité
Fluindione	
Warfarine	

Action

Inhibition de la synthèse par le foie des facteurs de la **coagulation** vitamine K-dépendants (facteurs II, VII, IX, X).

Rappel : efficace en quatre à cinq jours. Nécessité d'un anticoagulant lors de l'introduction pour efficacité dans l'immédiat (HNF).

Indications

- **Prévention des thromboses** en cas de **cardiopathie** à risque emboligène (fiche 13) : FA (fiche 7), etc.
- Traitement et prévention de la récidive des thromboses : embolie pulmonaire (fiche 29), phlébite (fiche 28), etc.
- **Thrombus** intracavitaire cardiaque.
- **Prothèses valvulaires** cardiaques **mécaniques** (fiches 21 et 24).
- **Embolies** artérielles récidivantes.

Effets secondaires

- Allergies.
- Syndrome hémorragique si surdosage.
- Manifestations cutanées.

Rappel : attention, les injections intramusculaires sont interdites chez les patients sous AVK.

Contre-indications

- Si risque hémorragique élevé, lésion organique pouvant saigner.
- Grossesse.
- Épanchement péricardique.
- Dissection aortique (fiche 27).

Surveillance

Surveillance biologique (fiche 74) : dosage de l'INR (*international normalized ratio*).

Antagonistes

Vitamine K.

Anticoagulant oral direct (AOD)

DCI	Conditionnement
Apixaban	Comprimé per os
Dabigatran	
Rivaroxaban	

Action

Anticoagulation préventive ou efficace en **inhibant un facteur** de la **coagulation** :

- effet anti-IIa (dabigatran) ;
- effet anti-Xa (rivaroxaban, apixaban).

Indications

- Prévention des AVC et embolies systémiques en cas de FA (fiche 7).
- Prévention de la maladie veineuse thrombo-embolique post-chirurgie orthopédique (fiche 28).
- Rivaroxaban : traitement des **TVP** et **embolies pulmonaires sans gravité** (fiche 29).

Effets secondaires

Hémorragie.

Contre-indications

- Insuffisance rénale sévère ou insuffisance hépatique.
- Allergie au produit.
- Maladie ou lésion à risque hémorragique.
- **Association à un autre anticoagulant** : concernant le dabigatran, pas d'association avec la ciclosporine, le tacrolimus ou le kétoconazole.
- **Porteurs de prothèses cardiaques mécaniques**.
- **Grossesse** et allaitement.

Surveillance

Surveiller le risque de saignement : épistaxis, gingivorragie, etc.

Anticoagulant thrombolytique

DCI	Conditionnement
Altéplase (Actilyse®)	Flacon de lyophilisat photosensible pour voie IV Incompatible avec EPPI ou G5 %, dilution uniquement avec sérum physiologique ou avec solvant

Action

Lyse protéique.

Indications

- IDM en phase aiguë (fiche 10).
- Embolie pulmonaire massive (fiche 29).
- Ischémie aiguë des membres (fiche 25).
- Thrombose de prothèse cardiaque (fiche 24).

Effets secondaires

- **Risque hémorragique** interne ou externe : AVC hémorragique, hématomes aux points de ponction, etc.
- Nausées, vomissements.
- **Hyperthermie**.
- **Réaction anaphylactique**.

Contre-indications

- Hémorragie en cours.
- Antécédents d'AVC ou malformation vasculaire cérébrale.
- Déficit constitutionnel ou acquis de l'hémostase.
- Insuffisance hépatique.
- Ulcère digestif, varices œsophagiennes.
- Traumatisme sévère ou intervention chirurgicale récente (notamment intra-crânienne ou rachidienne).
- Malformation artérielle ou veineuse, anévrisme artériel (fiche 26).

Rappel : attention, les injections intramusculaires ou intra-artérielles sont interdites chez les patients sous anticoagulants thrombolytiques.

Surveillance

- Surveillance par moniteur multiparamètres (fiche 48).
- Surveillance clinique : tolérance et efficacité du produit, évaluation neurologique étroite.
- Surveillance biologique : surveiller les points d'appel hémorragiques.

VOIR AUSSI

- FICHE 7 Fibrillation auriculaire
- FICHE 10 Prise en charge d'un patient présentant un syndrome coronarien aigu
- FICHE 13 Insuffisance cardiaque
- FICHE 21 Rétrécissement aortique
- FICHE 24 Rétrécissement mitral
- FICHE 25 Artériopathies oblitérantes des membres inférieurs
- FICHE 26 Anévrismes artériels
- FICHE 27 Dissection aortique
- FICHE 28 Thrombose veineuse
- FICHE 29 Embolie pulmonaire
- FICHE 31 Endocardite
- FICHE 48 Pose et surveillance de monitorage cardiaque
- FICHE 74 Principaux bilans sanguins et leurs intérêts en cardiologie

FICHE 50 Antiagrégants plaquettaires

Antiagrégants plaquettaires

DCI	Conditionnement
Acétylsalicylate de lysine	Sachet à diluer pour prise per os Flacon de lyophilisat IV
Clopidogrel	Comprimé per os sécable
Prasugrel	
Ticagrélor	

Action

Prévention des thromboses intravasculaires en **inhibant l'agrégation des plaquettes**, ce qui correspond au premier stade de formation du caillot (thrombus).

Indications

- **IDM** au stade aigu, **SCA ST**– (fiche 10) : doubles antiagrégants, IV et dose de charge per os puis prévention secondaire.
- **ATL** (fiche 63) : clopidogrel avant ATL, puis clopidogrel + acétylsalicylate de lysine post-ATL.
- Prévention de l'**AVC ischémique**.
- Traitement de l'**athérosclérose** (fiche 3) : clopidogrel + acétylsalicylate de lysine en prévention de la thrombose artérielle (ischémie des artères des membres inférieurs, des carotides ou au niveau coronaire).

Effets secondaires

- Allongement du temps de saignement et possible apparition de **saignements** : purpuras, épistaxis, gingivorragie, hémorragies digestives, etc.
- Bourdonnements d'oreilles, céphalées.
- **Clopidogrel** : perturbations du bilan hépatique, neutropénies, thrombopénies.
- **Prasugrel** : anémie.
- **Ticagrélor** : hyperuricémie, augmentation de la créatininémie, dyspnée.

Contre-indications

- Allergie documentée ou hypersensibilité à un des composants.
- Allaitement.
- Insuffisance hépatique.
- Saignement actif, ulcère gastroduodénal évolutif ou situation à haut risque hémorragique.
- **Prasugrel** : antécédent d'AVC, âge > 75 ans, insuffisance hépatique sévère.

- **Ticagrélor** : certaines associations thérapeutiques (kétoconazole, rifampicine, etc.), insuffisance hépatique sévère.

Surveillance

- Surveiller l'apparition de saignements.
- Signes biologiques (fiche 74) : surveiller la NFS pour dépister une thrombopénie ou une neutropénie, bilan hépatique si clopidogrel.

Antiagrégants plaquettaires intraveineux ou anti-GP2B3A

DCI	Conditionnement
Abciximab	Flacon de lyophilisat pour dilution et administration par voie IV
Eptifibatide	
Tirofiban	

Action

Effet antiagrégant très puissant : empêche l'**agrégation des plaquettes** en **inhibant leur récepteur** situé à la **surface des plaquettes**.

Indications

En USIC ou en salle de cathétérisme lors d'une **ATL primaire urgente** (fiche 63) pour obtenir de meilleurs résultats lors de la dilatation coronaire.

Effets secondaires

- Allergie.
- Saignements.
- Thrombopénie.

Contre-indications

- Allergie documentée.
- Situation à risque hémorragique élevé.
- Ulcère gastrique évolutif.

Surveillance

Bilan biologique (fiche 74) : dosage des plaquettes après injection (H + 8, H + 24, H + 48).

VOIR AUSSI

- FICHE 3 Épidémiologie, facteurs de risques et prévention
- FICHE 10 Prise en charge d'un patient présentant un syndrome coronarien aigu
- FICHE 63 Angioplastie transluminale et pose de stents
- FICHE 74 Principaux bilans sanguins et leurs intérêts en cardiologie

FICHE 51 Traitements agissant sur l'angiotensine 1 et 2

Inhibiteurs de l'enzyme de conversion (IEC)

DCI	Conditionnement
Captopril	Comprimé pour prise per os
Énalapril	
Lisinopril	
Ramipril	
Périndopril	
Trandolapril	

Action

- **Rôle vasodilatateur** : action sur le système rénine-angiotensine-aldostérone, bloque la conversion de l'angiotensine 1 en angiotensine 2 (vasoconstricteur artériel puissant).
- **Rôle antihypertenseur et limitation de la fibrose** : l'angiotensine 2 permet la synthèse de l'aldostérone (favorise la rétention urinaire d'eau et de sodium, ainsi que la production de fibrose cardiaque et vasculaire).
- **Amélioration de l'éjection cardiaque** et donc de la FEVG.
- Prévention des accidents cardiovasculaires chez les patients coronariens connus.
- Limitation de la dilatation cardiaque en post-IDM.

Indications

- **HTA** (fiche 5).
- **Insuffisance cardiaque** (fiche 13).
- Traitement **post-IDM** (fiche 10).
- Traitement de fond de la **maladie coronaire** (fiche 11).

Effets secondaires

- Hypotension orthostatique (fiche 6).
- Allergie : œdème de Quincke.
- Toux sèche.
- Insuffisance rénale.
- Hyperkaliémie.

Contre-indications

- Allergie connue.
- Grossesse et allaitement.
- Sténose bilatérale des artères rénales.

Surveillance

- Surveillance de la tension artérielle.
- Surveillance biologique (fiche 74) : **fonction rénale** (risque d'insuffisance rénale), **kaliémie**.

Antagonistes des récepteurs de l'angiotensine 2

DCI	Conditionnement
Candésartan	Comprimé pour prise per os
Irbésartan	
Losartan	
Olmésartan	
Telmisartan	
Valsartan	

Action

- **Bloque les récepteurs de l'angiotensine 2**, empêchant ainsi son action de vasoconstriction et d'activation de fibrose.
- **Rôle vasodilatateur** : action sur le système rénine-angiotensine-aldostérone, bloque la conversion de l'angiotensine 1 en angiotensine 2 (vasoconstricteur artériel puissant).

Indications

- **HTA** (fiche 5).
- **Insuffisance cardiaque** (fiche 13).
- Traitement **post-IDM** si intolérance aux IEC (fiche 10).

Effets secondaires

- Hypotension orthostatique (fiche 6).
- Insuffisance rénale.

Contre-indications

- Allergie.
- Grossesse et allaitement.
- Insuffisance rénale sévère.

Surveillance

Surveillance biologique (fiche 74) : fonction rénale (risque d'insuffisance rénale), kaliémie.

Association de traitements agissant sur l'angiotensine : l'Entresto®

DCI	Conditionnement
Sacubitril et valsartan	Comprimé associant les deux molécules de : 24/26 mg, 49/51 mg, 97/103 mg

Action

- **Action du Valsartan** : **inhibe les récepteurs** de l'**angiotensine 2** et **bloque** la libération d'**aldostérone**, prévient l'activation du système rénine-angiotensine-aldostérone responsable de vasoconstriction et de rétention hydrosodée.
- **Action du Sacubitril** : bloque la dégradation des peptides natriurétiques, provoquant ainsi une **vasodilatation**, une **natriurèse** et une **diurèse**, une augmentation de la filtration glomérulaire et du débit sanguin rénal, une inhibition de la libération de la rénine et d'aldostérone ainsi qu'une diminution de l'activité sympathique. Il a également des effets anti-hypertrophiques et antifibrotiques.

Indications

Insuffisance cardiaque chronique symptomatique à fraction d'éjection réduite (fiche 13).

Effets secondaires

- Angiœdème imposant l'arrêt immédiat du traitement.
- Hypotension artérielle (fiche 6).
- Hyperkaliémie.
- Altération de la fonction rénale.

Contre-indications

Ne jamais associer des IEC à l'Entresto® : intervalle minimum de 36 heures entre les deux traitements.

- **Hypotension artérielle** : TA systolique < 100 mmHg.
- **Hyperkaliémie** (fiche 74).
- **Insuffisance rénale**.
- Antécédent d'angiœdème.
- Association avec des traitements contenant de l'aliskirène.

Surveillance

- Surveiller la tension artérielle et l'apparition d'une hypotension symptomatique.
- **Surveillance biologique** (fiche 74) : fonction rénale (insuffisance rénale), kaliémie.

VOIR AUSSI

- FICHE 5 **Hypertension artérielle**
- FICHE 6 **Hypotension artérielle**
- FICHE 10 **Prise en charge d'un patient présentant un syndrome coronarien aigu**
- FICHE 11 **Généralités sur les maladies coronariennes**
- FICHE 13 **Insuffisance cardiaque**
- FICHE 74 **Principaux bilans sanguins et leurs intérêts en cardiologie**

FICHE 52 Alphabloquants

DCI	Conditionnement
Prazosine	Comprimé pour prise per os
Urapidil	Gélule pour voie per os Ampoule pour administration IV

Action

Vasodilatation artérielle et levée des résistances périphériques vasculaires.

Indications

- HTA (fiche 5).
- **Urapidil** : traitement IV des urgences hypertensives.

Effets secondaires

- Hypotension orthostatique.
- Vertiges.
- Asthénie.
- Œdèmes des membres inférieurs.

Contre-indications

- Allergie au produit.
- Grossesse, allaitement.
- Troubles de la déglutition : le comprimé ne doit être ni écrasé ni croqué, ou administration IV.

Surveillance

- Prise de la tension artérielle avant administration.
- Débuter le traitement à faible dose, puis la dose sera augmentée progressivement.

Rappel : l'administration IVSE d'urapidil nécessite une dilution dans du glucosé 5 % ou du sérum physiologique 0,9 %, mais pas de solution alcaline. Son délai d'action est de 30 secondes avec une durée de 30 à 60 minutes.

VOIR AUSSI

FICHE 5 **Hypertension artérielle**

FICHE 53 Dérivés nitrés et activateurs potassiques

Dérivés nitrés

DCI	Conditionnement
Dinitrate d'isosorbide	Gélule pour administration orale ou ampoule pour administration IV (à diluer avec du G5 %)
Trinitrine	Spray

Action

Entraîne une relaxation du muscle lisse, provoquant une vasodilatation coronaire, artérielle et veineuse.

Indications

- **SCA** (fiche 10).
- Poussée d'**HTA** sévère (fiche 5).
- **Cardiopathies ischémiques** chroniques (fiche 16).
- **Angine de poitrine** (fiche 12).

Effets secondaires

- Hypotension orthostatique.
- Céphalées.
- Bouffées de chaleur.
- Rougeur cutanée.

Contre-indications

- Sténose aortique sévère.
- Hypotension artérielle.
- Hypertrophie cardiaque.
- État de choc.

Activateurs potassiques

DCI	Conditionnement
Nicorandil	Comprimé pour prise per os

Action

Vasodilatation artérielle, notamment coronaire, en favorisant l'ouverture des canaux potassiques au niveau des cellules musculaires lisses artérielles.

Indications

- **Effet anti-ischémique** : prophylaxie de la crise d'angor (fiche 10).
- **Angor stable** (fiche 12).

Effets secondaires

- Hypotension artérielle.
- Réaction allergique.
- Rares cas d'ulcérations buccales ou d'aphtes.

Contre-indications

- Allergie à la molécule.
- Hypotension artérielle sévère.

VOIR AUSSI

- FICHE 5 Hypertension artérielle
- FICHE 10 Prise en charge d'un patient présentant un syndrome coronarien aigu
- FICHE 12 Angor d'effort
- FICHE 16 Cardiomyopathie hypertrophique

FICHE 54 Agents inotropes positifs

Adrénaline ou épinéphrine

Famille

Catécholamines.

Action

Activation du système sympathique par stimulation des récepteurs alpha- et bêta-adrénergiques des cellules musculaires.

- Vasoconstriction périphérique : augmentation de la pression artérielle.
- Augmentation de la contractilité cardiaque : effet inotrope positif, augmentation du débit cardiaque.
- Relaxation des muscles lisses bronchiques : bronchodilatation.
- Augmentation de l'excitabilité ventriculaire et supraventriculaire.
- Effet chronotrope positif : accélération de la fréquence cardiaque.

Indications

- **ACR sur asystolie** (fiche 41).
- Traitement des états de **détresse cardiorespiratoire** avec **état de choc** (hypotension artérielle résistante au remplissage vasculaire).

Effets secondaires

- HTA.
- Tachycardie, troubles du rythme cardiaque.
- Angine de poitrine.

Contre-indications

- Insuffisance coronaire sévère.
- Troubles du rythme ventriculaire.
- Incompatible avec solutés alcalins.

Rappel : l'adrénaline, ou épinéphrine, peut être utilisée en IV, en sous-cutanée, en intramusculaire, par voie inhalée ou intratrachéale. Cependant, si ACR, IV directe flash sans dilution en préparation de 1 mg/1 mL avec administration selon prescription médicale.

Surveillance

Surveillance hémodynamique étroite (monitorage multiparamètre – fiche 48).

Dobutamine

Famille

Catécholamines.

Action

- Elle stimule très spécifiquement les récepteurs bêta-1 : récepteurs adrénergiques et dopaminergiques cardiaques.
- Effet inotrope positif : **augmentation du débit cardiaque**.
- Effet chronotrope positif : **accélération de la fréquence cardiaque**.
- Baisse des résistances vasculaires périphériques (**vasodilatation périphérique**).

Indications

Syndrome de bas débit cardiaque : choc cardiogénique (fiche 15).

Effets secondaires

- Dyspnée.
- Nausées.
- Céphalées.
- Palpitations, tachycardie, arythmie cardiaque.
- Troubles du rythme ventriculaire (hyperexcitabilité ventriculaire).
- Difficultés de sevrage.

Contre-indications

- Obstacle mécanique au remplissage cardiaque.
- Troubles rythmiques ventriculaires.

Surveillance

- Surveillance hémodynamique étroite (monitorage multiparamètre – fiche 48).
- Garder la thérapeutique à l'abri de la lumière : préparation dans des seringues opaques, dilution avec du glucose 5 % ou du sérum physiologique 0,9 %.

Dopamine

Famille

Catécholamines.

Action

- Activation du système sympathique (adrénergique et dopaminergique), cardiaque et vasculaire dont l'effet dépend de la dose utilisée.
- Vasodilatation rénale : relance de la **diurèse**.
- Effet inotrope positif : **augmentation du débit cardiaque**.

- Diminution des résistances vasculaires périphériques : **vasodilatation**.
- À forte dose : vasoconstriction périphérique, **augmentation de la pression artérielle**.

Indications

- Insuffisance cardiaque sévère (fiche 13).
- Syndrome de bas débit cardiaque : choc cardiogénique (fiche 15).
- Choc septique.

Effets secondaires

- Tachycardie, arythmie cardiaque.
- Nausées, vomissements.
- Crise angineuse.
- Difficultés de sevrage.

Contre-indications

- Troubles du rythme ventriculaire, arythmie cardiaque.
- Phéochromocytome.
- Obstacle mécanique au remplissage cardiaque.

Surveillance

Surveillance hémodynamique étroite (monitorage multiparamètre – fiche 48).

Rappel : ne jamais utiliser de solutés alcalins (bicarbonate de sodium) pour dilution, car ils inactivent les sympathomimétiques. Utiliser pour diluer le médicament du glucose 5 % ou du sérum physiologique à 0,9 %.

Isoprénaline

Famille

Sympathomimétiques.

Action

Stimule faiblement les récepteurs β-adrénergiques et stimule fortement les récepteurs α-adrénergiques.

Indications

Traitement des bradycardies excessives : BAV complet, torsades de pointes, etc. (fiche 8)

Effets secondaires

- Tremblements, céphalées.
- Palpitations, tachycardie, troubles du rythme ventriculaire.

- Hypotension artérielle, insuffisance coronaire sévère.
- Douleur angineuse : augmente la fréquence cardiaque et donc la consommation en O_2 des coronaires.

Contre-indications

- Troubles du rythme ventriculaire, sauf torsades de pointes (indication).
- Insuffisance coronaire sévère.

Antagoniste

Bêtabloquants.

Surveillance

Surveillance hémodynamique étroite (monitorage multiparamètre – fiche 48) : possibles extrasystoles, douleur thoracique.

Rappel : l'isoprénaline se conserve au froid, et sa préparation nécessite de le garder à l'abri de la lumière (préparation en seringue opaque).

Noradrénaline ou norépinéphrine

Famille

Catécholamines.

Action

Stimule faiblement les récepteurs β-adrénergiques et stimule fortement les récepteurs α-adrénergiques.

Indications

Choc avec vasodilatation artérielle importante : choc septique, choc hypovolémique.

Effets secondaires

- Angine de poitrine : augmente la fréquence cardiaque et donc la consommation en O_2 des coronaires.
- Palpitations, tachycardie, troubles du rythme cardiaque.
- Gêne respiratoire.

Rappel : attention, l'extravasation de la noradrénaline ou de la norépinéphrine entraîne la nécrose cutanée.

Contre-indications

- Insuffisance coronaire sévère.
- Trouble du rythme ventriculaire.

Rappel : la dilution de la noradrénaline n'est possible qu'avec du glucose 5 %.

Surveillance

Surveillance hémodynamique étroite (monitorage multiparamètre – fiche 48).

Rappel : la pression artérielle doit être surveillée en continu. En effet, le traitement a un délai d'action immédiat et une durée d'action de cinq à dix minutes.

VOIR AUSSI

- FICHE 8 — Troubles du rythme et de la conduction
- FICHE 13 — Insuffisance cardiaque
- FICHE 15 — Choc cardiogénique
- FICHE 41 — Prise en charge de l'arrêt cardiorespiratoire
- FICHE 48 — Pose et surveillance de monitorage cardiaque

FICHE 55 Antiarythmiques

Classe I-A : quinidines

DCI	Conditionnement
Hydroquinine	Gélule pour prise per os

Action

Diminution de la fréquence cardiaque et stabilisation des membranes des cellules cardiaques (oreillettes et ventricules) : effet chronotrope négatif.

Indication

Traitement préventif des récidives d'arythmie complète par fibrillation auriculaire (fiche 7).

Effets secondaires

- **Trouble du rythme** par allongement de l'espace QT.
- **Réaction allergique** : en prévention, traitement débuté durant deux jours à dose minime avant d'augmenter le dosage.

Contre-indications

- Insuffisance cardiaque (fiche 13).
- Bradycardie.
- Allergie à la molécule.

Surveillance

Réalisation d'ECG (fiche 68) pour vérification de la fréquence cardiaque.

Classe I-B : lidocaïne

DCI	Conditionnement
Lidocaïne	Flacon pour administration IV ou sous-cutanée Possible présentation en gel urétral et en crème pour application cutanée

Action

Effet stabilisant de la membrane des cellules ventriculaires cardiaques « lidocaïne like ».

Indication

Traitement et prévention des récidives d'arythmies ventriculaires au cours de l'infarctus (fiche 10).

Effets secondaires

- Bradycardie.
- Risque de convulsions si surdosage.

Contre-indications

- Insuffisance cardiaque (fiche 13).
- Bradycardie.

Surveillance

Réalisation d'ECG (fiche 68) pour vérification de la fréquence cardiaque.

Classe I-C : flécaïnides et dérivés

DCI	Conditionnement
Flécaïnide	Comprimé pour prise per os sécable
Propafénone	

Action

Diminution de la contractilité cardiaque en stabilisant la membrane des cellules ventriculaires cardiaques.

Indication

Traitement préventif de la récidive de troubles rythmiques auriculaires (ACFA) sur cœur sain (fiche 7).

Effets secondaires

- Insuffisance cardiaque (fiche 13).
- Bradycardie.
- Troubles du rythme ventriculaire (fiche 8).

Contre-indications

- Bradycardie.
- Cardiopathies ischémiques.

Surveillance

Réalisation d'ECG (fiche 68) pour vérification de la fréquence cardiaque.

Classe II : bêtabloquants

DCI	Conditionnement
Acébutolol	Comprimé pour prise per os sécable
Aténolol	
Bisoprolol	
Carvédilol	
Céliprolol	
Propranolol	
Nébivolol	
Métoprolol	Comprimé pour prise per os sécable Ampoule pour administration IV lente

Action

Inhibition des effets du système sympathique par fixation sur les β-récepteurs des cellules musculaires, afin d'empêcher l'action des catécholamines :

- effet antiarythmique ;
- diminution de l'excitabilité du myocarde ;
- **diminution de la contractilité cardiaque** : effet inotrope négatif ;
- **ralentissement de la fréquence cardiaque** : effet chronotrope négatif.

Indications

- HTA (fiche 5).
- Infarctus du myocarde (fiche 10) et prévention secondaire post-IDM.
- Angine de poitrine.
- Insuffisance cardiaque stable (fiche 13).
- Troubles du rythme cardiaque (fiche 8).

Effets secondaires

- Bradycardie excessive.
- Poussée d'insuffisance cardiaque.
- Bronchospasme.
- Asthénie.

Contre-indications

- Asthme avéré, bronchopneumopathie chronique obstructive.
- Insuffisance cardiaque décompensée (fiche 13).
- Bradycardie ≤ 50 bpm, BAV de haut degré non appareillé.

- Phénomène de Raynaud : vasoconstriction des artères périphériques.
- Spasmes coronaires.

Surveillance

- Surveillance par monitorage multiparamètre (fiche 48) si traitement IV.
- Surveillance des paramètres vitaux : pouls, pression artérielle.
- Surveillance des signes de dyspnée ou de bronchospasmes : fréquence respiratoire, SAT, signes de lutte respiratoire.
- Réalisation d'ECG (fiche 68) pour vérification de la fréquence cardiaque.

Rappel : l'arrêt brutal du traitement bêtabloquant chez un patient coronarien l'expose au risque d'IDM et de mort subite. Prévenir le patient de la nécessité d'une bonne observance.

Classe III : inhibiteurs des canaux potassiques

DCI	Conditionnement
Amiodarone	Comprimé pour prise per os ou ampoule IV
Sotalol	Comprimé pour prise per os

Action

Diminution de la contractilité ainsi que de la fréquence cardiaque en agissant sur les oreillettes et les ventricules cardiaques (allongement du QT).

Indications

Traitement et prévention des récidives des troubles rythmiques auriculaires et ventriculaires (fiche 8).

Effets secondaires

- Bradycardie.
- **Amiodarone** : dérèglement de la thyroïde, neuropathies périphériques, hépatite, pneumopathie interstitielle diffuse, etc.
- **Sotalol** : Poussée d'insuffisance cardiaque, bronchospasme, asthénie.

Contre-indications

- Bradycardie.
- **Amiodarone** : hyperthyroïdie, pneumopathie au produit.
- **Sotalol** : asthme avéré, bronchopneumopathie chronique obstructive, insuffisance cardiaque décompensée, phénomène de Raynaud (vasoconstriction des artères périphériques), spasmes coronaires.

Surveillance

Réalisation d'ECG (fiche 68) pour vérification de la fréquence cardiaque et de l'espace QT.

Classe IV : inhibiteurs calciques bradycardisants

DCI	Conditionnement
Diltiazem	Gélule à libération prolongée pour prise per os Poudre pour préparation IV
Vérapamil	Comprimé sécable ou gélule à libération prolongée pour prise per os Ampoule pour administration IV lente

Action

Diminution de la conduction des tissus cardiaques (canaux calciques) : allongement de l'espace PR et ralentissement de la dépolarisation auriculaire.

Indications

- Traitement des tachycardies supraventriculaires (fiche 8).
- FA (fiche 7).
- Flutter auriculaire (fiche 8).

Effets secondaires

- Troubles du rythme : bradycardie, BAV (fiche 8).
- Insuffisance cardiaque (fiche 13) : diminution de la contraction cardiaque.

Contre-indications

- Troubles du rythme : BAV II ou III, FA, flutter (fiche 8).
- Insuffisance cardiaque sévère (fiche 13).
- Association avec bêtabloquants.
- Hypotension artérielle.

Surveillance

Réalisation d'ECG (fiche 68) pour vérification de la fréquence cardiaque et de l'espace QT.

VOIR AUSSI

- FICHE 5 Hypertension artérielle
- FICHE 7 Fibrillation auriculaire
- FICHE 8 Troubles du rythme et de la conduction
- FICHE 10 Prise en charge d'un patient présentant un syndrome coronarien aigu
- FICHE 13 Insuffisance cardiaque
- FICHE 48 Pose et surveillance de monitorage cardiaque
- FICHE 68 Enregistrement d'un électrocardiogramme

FICHE 56 Digitaliques

DCI	Conditionnement
Digoxine	Comprimé pour prise per os Ampoule pour administration IV

Action

Augmentation du taux de calcium au niveau des cellules musculaires cardiaques en agissant sur les canaux sodiques et calciques :

- renforcement de la contractibilité du cœur : effet inotrope positif ;
- ralentissement de la fréquence cardiaque : effet chronotrope négatif ;
- régularisation du débit cardiaque : effet dromotrope négatif.

Indications

- Troubles du rythme cardiaque.
- Insuffisance cardiaque systolique.

Rappel : les digitaliques ne sont plus recommandés en première intention dans le traitement de l'insuffisance cardiaque.

Effets secondaires

- **Troubles neurologiques** : céphalées, confusions.
- Signes de **surdosage** : troubles digestifs (anorexie, nausées, vomissements, diarrhées), troubles visuels (troubles de la perception des couleurs, coloration en jaune de la vision), troubles du rythme ou de la conduction cardiaque.

Contre-indications

- Troubles de la conduction cardiaque non appareillés.
- Insuffisance rénale : élimination rénale de la digoxine.
- Hypokaliémie : majoration du risque d'intoxication digitalique.
- Hyperexcitabilité ventriculaire.
- Troubles du rythme supraventriculaire (fiche 8), FA (fiche 7).
- Obstacle à l'éjection du ventricule gauche.
- Traitement par calcium : risque d'hypercalcémie.

Surveillance

- Surveillance biologique : dosage de la digoxine dans le sang.
- Surveillance des paramètres vitaux : signes d'insuffisance cardiaque.
- Réalisation d'ECG (fiche 68) pour détecter des troubles du rythme.

Rappel : en cas d'intoxication avérée, apparaissent bradycardie et arythmie, extrasystole. Cela nécessite l'arrêt du traitement, car risque de décès du patient.

VOIR AUSSI

FICHE 7 **Fibrillation auriculaire**

FICHE 8 **Troubles du rythme et de la conduction**

FICHE 68 **Enregistrement d'un électrocardiogramme**

FICHE 57 Diurétiques

Les diurétiques augmentent l'élimination urinaire d'eau et d'ions (principalement sodium et potassium).

Diurétiques de l'anse

DCI	Conditionnement
Bumétanide	Comprimé sécable pour prise per os Ampoule pour voie IV lente ou IV directe
Furosémide	

Action

Diurétiques les plus puissants : excrétion de sodium, de potassium, de chlore et de calcium par le rein.

Indications

- Insuffisance cardiaque aiguë ou chronique (fiche 13).
- HTA (fiche 5).
- Œdèmes d'origine cardiaque ou rénale.

Rappel : les diurétiques de l'anse sont les seuls diurétiques utilisables en cas d'insuffisance rénale.

Effets secondaires

- Troubles hydro-électrolytiques : déplétion (hyponatrémie), insuffisance rénale fonctionnelle (trouble de la kaliémie), hypovolémie et risque d'hypotension artérielle (déshydratation), crise de goutte (hyperuricémie), crampes, asthénie.
- Intolérance aux hydrates de carbone révélant ou déséquilibrant un diabète.
- Dyslipidémie : augmentation du LDL cholestérol.
- Surdité transitoire si forte posologie.

Contre-indications

- Allergie aux sulfamides.
- Hypovolémie, déshydratation.
- Encéphalopathies hépatiques.
- Désordres hydro-électrolytiques non contrôlés : hyponatrémie, hypokaliémie, etc.

Surveillance

- Surveillance quotidienne de la diurèse et du poids.
- Surveillance biologique (fiche 74) : dosage de la kaliémie, de la créatinine, de la natrémie, bilan hépatique complet, bilan lipidique, glycémie.

Rappel : les diurétiques de l'anse IVSE doivent être préparés dans une seringue opaque (à l'abri de la lumière) sans dilution. Ils agissent au bout de cinq minutes IV et la durée-d'action est de deux à trois heures.

Diurétiques thiazidiques

DCI	Conditionnement
Hydrochlorothiazide	Comprimé sécable pour prise per os

Action

Inhibition de la réabsorption de sodium et de l'excrétion de potassium.

Indications

- Insuffisance cardiaque chronique modérée (fiche 13).
- HTA (fiche 5).

Effets secondaires

- Troubles hydro-électrolytiques : déplétion (hyponatrémie), insuffisance rénale fonctionnelle (trouble de la kaliémie), hypovolémie et risque d'hypotension artérielle (déshydratation), hypercalcémie, crampes, asthénie.
- Dyslipidémie : augmentation du LDL cholestérol.

Contre-indications

- Insuffisance rénale sévère.
- Hypovolémie et déshydratation.
- Désordres hydro-électrolytiques non contrôlés : hyponatrémie, hypokaliémie, hypercalcémie.

Surveillance

- Surveillance quotidienne de la diurèse et du poids.
- Surveillance biologique (fiche 74) : dosage de la kaliémie, de la créatinine, de la natrémie, bilan hépatique complet, bilan lipidique, glycémie.

Anti-aldostérones

DCI	Conditionnement
Éplérénone	Comprimé sécable pour prise per os
Spironolactone	

Action

Augmentent l'absorption du potassium et empêchent l'excrétion du sodium par action au niveau du tube collecteur : effets peu natriurétiques et hyperkaliémiants (réabsorption du potassium).

Indications

- Insuffisance cardiaque et hépatique.
- HTA (fiche 5).

Effets secondaires

- Troubles hydro-électrolytiques : déplétion (hyponatrémie), hypovolémie et risque d'hypotension artérielle (déshydratation), hyperkaliémie (réabsorption potassique).
- Aménorrhée, impuissance ou gynécomastie.
- Asthénie.
- Réactions cutanées.
- Troubles digestifs.

Contre-indications

- Hypersensibilité à la molécule.
- Insuffisance rénale sévère.
- Insuffisance hépatique terminale.
- Hyperkaliémie.

Surveillance

Surveillance biologique (fiche 74) : dosage de la kaliémie, de la créatinine, de la natrémie, bilan hépatique complet, bilan lipidique, glycémie.

VOIR AUSSI

- FICHE 5 **Hypertension artérielle**
- FICHE 13 **Insuffisance cardiaque**
- FICHE 74 **Principaux bilans sanguins et leurs intérêts en cardiologie**

FICHE 58 Anti-ischémiques

Ivabradine

DCI	Conditionnement
Ivabradine	Comprimé sécable pour prise per os

Action

- Diminue la fréquence cardiaque.
- Effet anti-ischémique.

Indications

- Angor stable chronique si contre-indication aux bêtabloquants ou bêtabloquants inefficaces (fiche 12).
- Insuffisance cardiaque chronique > NYHA II avec FC > 70 bpm, résistant au traitement habituel par bêtabloquants, IEC, anti-aldostérone ou en cas de contre-indication aux bêtabloquants (fiche 13).

Contre-indications

- Bradycardie sinusale : rythme cardiaque < 60 bpm au repos.
- Arythmie cardiaque auriculaire (fiches 7 et 8).
- IDM récent.
- Grossesse et allaitement.

Trimétazidine

DCI	Conditionnement
Trimétazidine	Comprimé pour prise per os

Action

Diminue le métabolisme cardiaque.

Indications

Angor stable chronique avec contre-indication aux bêtabloquants ou traitement par bêtabloquants insuffisant : dans ce cas, association des bêtabloquants avec la trimétazidine (fiche 12).

Effets secondaires

- Troubles digestifs : constipation, diarrhées.
- Hypotension orthostatique.

- Réaction allergique.
- Palpitations.

Contre-indications

- Allergie à la molécule.
- Grossesse et allaitement.
- Insuffisance rénale grave.
- Maladie de Parkinson.

VOIR AUSSI

FICHE 7 **Fibrillation auriculaire**
FICHE 8 **Troubles du rythme et de la conduction**
FICHE 12 **Angor d'effort**

FICHE 59 Hypolipémiants

Statines

DCI	Conditionnement
Atorvastatine	Comprimé ou gélule pour prise per os
Fluvastatine	
Pravastatine	
Rosuvastatine	
Simvastatine	

Action

Diminution de la production de cholestérol par le foie.

Indications

Prévention des accidents vasculaires chez le patient coronarien (fiche 3).

Effets secondaires

- Perturbation du bilan hépatique.
- Rhabdomyolyse.
- Crampes musculaires.

Contre-indications

- Élévation des CPK musculaires et des transaminases hépatiques.
- Allergie à la molécule.

Surveillance

Surveillance biologique (fiche 74) : dosage des enzymes musculaires cardiaques, bilan hépatique, bilan lipidique.

Fibrates

DCI	Conditionnement
Fénofibrate	Comprimé pour prise per os

Action

Inhibition de la production des triglycérides et du cholestérol par augmentation de la lipolyse.

Indications

Hypertriglycéridémie, hypercholestérolémie (fiche 3).

Effets secondaires

- Toxicité musculaire (crampes), rhabdomyolyse.
- Élévation des transaminases.

Contre-indications

- Insuffisance rénale ou hépatique sévère.
- Grossesse, allaitement.
- Association aux statines.

Surveillance

Surveillance biologique (fiche 74) : dosage des enzymes musculaires cardiaques, bilan hépatique, bilan lipidique.

Ézétimibe

DCI	Conditionnement
Ézétimibe	Comprimé sécable pour prise per os

Action

Inhibition de l'absorption digestive du cholestérol.

Rappel : l'ézétimibe peut être administré seul ou en association avec une statine.

Indications

Hypercholestérolémie (fiche 3).

Effets secondaires

- Élévation des transaminases.
- Crampes musculaires.
- Douleurs abdominales.
- Diarrhées.

Contre-indications

- Insuffisance rénale ou hépatique sévère.
- Hypersensibilité à la substance.
- Grossesse et allaitement.

Surveillance

Surveillance biologique (fiche 74) : dosage des enzymes musculaires cardiaques, bilan hépatique, bilan lipidique.

Oméga 3

DCI	Conditionnement
Esters éthyliques d'acides Oméga 3	Capsules pour prise per os

Action

Traitement contenant des acides gras essentiels permettant de faire baisser le taux de triglycérides sanguin : **effet hypocholestérolémiant**, mais aussi **effet antiarythmique** diminuant la mortalité en post-infarctus.

Indications

- Prévention de la récidive d'IDM en association aux traitements de référence.
- Traitement des excès de triglycérides persistants.

Effets secondaires

Rares troubles digestifs : constipation, diarrhées, douleur abdominale, digestion difficile, etc.

Contre-indications

Hypersensibilité à la substance active.

VOIR AUSSI

FICHE 3 **Épidémiologie, facteurs de risques et prévention**

FICHE 74 **Principaux bilans sanguins et leurs intérêts en cardiologie**

FICHE 60 Antibiotiques

Effets attendus

Diminution de la fièvre, normalisation des hémocultures.

Indications

- Infection ou suspicion d'infection bactérienne.
- Sepsis.
- Hyperthermie.
- Suspicion d'infection.
- Prévention de l'endocardite infectieuse (fiche 31).

Effets secondaires et indésirables

- Réaction allergique ou hypersensibilité : prurit, urticaire, rougeurs, éruption cutanée, œdème de Quincke.
- Troubles digestifs.
- Candidose.
- Toxicité rénale et hépatique.
- Résistance bactériologique.

Contre-indications

- Réaction allergique connue.
- Insuffisance rénale selon les antibiotiques.

Surveillance

- **Information du patient** : respect des doses et des horaires, de la durée du traitement, information sur les effets secondaires et indésirables, demander un avis médical avant d'interrompre un traitement antibiotique.
- Surveillance de l'apparition de signes de **réaction allergique** ou d'**hypersensibilité** aux antibiotiques : si apparition d'une réaction, arrêt immédiat du traitement.
- **Surveillance biologique** : dosage régulier des antibiotiques (résiduel, pic) pour prévention de sous-dosage et de surdosage (toxicité, inefficacité de l'antibiotique), surveillance de néphrotoxicité et de toxicité hématologique (neutropénie, anémie hémolytique, thrombopénie).

- **Surveillance des effets indésirables** : diarrhées, nausées, vomissements, candidose (muguet buccal ou candidose vaginale).
- **Surveillance de l'efficacité du traitement** : diminution de la fièvre, normalisation des hémocultures.

VOIR AUSSI

FICHE 31 Endocardite

FICHE 61 Antalgiques

La douleur

Il s'agit d'une expérience sensorielle et émotionnelle désagréable liée à une lésion tissulaire existante, potentielle ou décrite en termes d'une telle lésion. La douleur est un signal d'alarme, qui doit entraîner une réaction conservatrice. Il existe quatre types de douleurs :

- **douleurs nociceptives** : traumatisme par coups, brûlures, fractures, etc. ;
- **douleurs neuropathiques** : atteinte nerveuse, par exemple dans le diabète ou en post-amputation ;
- **douleurs idiopathiques** : fibromyalgie, etc. ;
- **douleurs psychogènes** : douleur générée par le psychisme, due par exemple à un deuil, un traumatisme, etc.

Outils d'évaluation de la douleur

Chaque douleur nécessite une évaluation, afin d'être quantifiée puis prise en charge. Trois principales méthodes permettent d'effectuer cette évaluation.

Échelle numérique (EN)

On demande au patient de noter sa douleur de 0 à 10 :

- 0 : absence de douleur ;
- 10 : douleur maximale imaginable.

Évaluation verbale simple (EVS)

Cette variante de l'EN propose au patient de décrire l'intensité de sa douleur (pas de douleur, douleur faible, modérée ou intense).

Échelle visuelle analogique (EVA)

Il s'agit d'une réglette composée de deux faces. La face présentée au patient comporte un curseur que le patient déplacera selon l'intensité de la douleur ressentie (l'extrémité gauche correspond à l'absence de douleur, l'extrémité droite correspond à la douleur maximale imaginable). Sur l'autre face, le soignant peut lire la correspondance en chiffres, sur une échelle graduée de 0 à 10 ▸ fig. 61.1.

Autre échelle : Algoplus®

Il s'agit d'une échelle comportementale chez la personne âgée dans le cadre de la douleur aiguë.

fig. 61.1 ▸ **Échelle visuelle analogique (EVA).**

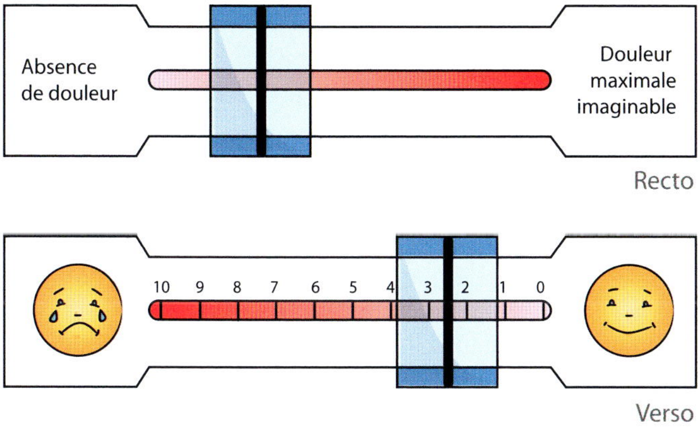

Illustration de Marie Schmitt.

Classification des antalgiques

Les antalgiques sont divisés en trois catégories, du moins puissant au plus puissant :

- **antalgiques de palier 1** : antalgiques non morphiniques (acide acétylsalicylique, AINS, paracétamol, néfopam, méthoxyflurane) ;
- **antalgiques de palier 2** : antalgiques opioïdes faibles (codéine, tramadol) ;
- **antalgiques de palier 3** : antalgiques opioïdes forts (agonistes purs comme le fentanyl, l'hydromorphone ou la morphine, ou agoniste mixtes comme la buprénorphine ou la nalbuphine) ;
- **co-analgésiques** : anticomitiaux (carbamazépine, phénytoïne, valproate de sodium, clonazépam), corticoïdes, neuroleptiques (phénothiazines), spasmolytiques, tricycliques.

Rappel : le néfopam est un antalgique de palier 1 selon l'OMS malgré le fait qu'il soit aussi puissant qu'un palier 2. Le MEOPA (protoxyde d'azote et oxygène) n'est pas considéré comme un antalgique selon l'OMS.

Morphine

DCI	Conditionnement
Morphine	Ampoule pour administration per os (buvable) ou administration IV, sous-cutanée ou intramusculaire

Action

Antalgique puissant de palier 3 (dose-dépendant).

Indication

Douleur intense.

Effets secondaires

- **Actions respiratoires** dose-dépendantes : bradypnée, apnée centrale, bronchoconstriction.
- **Action cardiovasculaire** : bradycardie, hypotension artérielle si hypovolémie.
- **Actions digestives** : nausées, vomissements, constipation.
- **Actions neurologiques** : somnolence, excitation, dépendance physique et psychique, augmentation de la pression intracrânienne, difficultés à uriner.
- **Syndrome de sevrage** : symptômes de manque pouvant apparaître dans les jours qui suivent l'arrêt brutal d'une administration prolongée (mydriase, bâillement, frissons, anxiété, irritabilité, insomnie, nausées, vomissements, anorexie, crampes abdominales, douleurs musculaires ou articulaires, diarrhées, bouffées de chaleur).

Contre-indications

- Allergie à la morphine.
- Allaitement (en cas de traitement prolongé).
- Épilepsie non contrôlée par un traitement.
- Insuffisance respiratoire ou hépatique grave.
- Traumatisme crânien ou hypertension intracrânienne.

Antagoniste

Naloxone.

Surveillance

- Surveillance des effets indésirables : évaluation clinique, prise des paramètres vitaux.
- Traçabilité de chaque administration de morphinique dans le registre des stupéfiants, situé dans le coffre des stupéfiants qui doit être fermé à clé sans indication sur son contenu et qui doit se trouver dans une pièce fermée.

FICHE 62 Traitements non cardiologiques fréquents chez les patients cardiovasculaires

Anti-inflammatoires stéroïdiens

DCI	Conditionnement
Prednisone	Comprimé pour prise per os

Action

Effet anti-inflammatoire (antalgique), immunosuppresseur et anti-allergique.

Indication

Traitement symptomatique des péricardites aiguës (fiche 32), des douleurs inflammatoires en poussée.

Effets secondaires

- Troubles endocriniens.
- Hypokaliémie.
- Rétention hydrosodée.
- Troubles neuropsychiques : état de surexcitation avec euphorie, troubles du sommeil.
- Troubles digestifs : risque d'ulcère gastroduodénal ou de réveil d'un ulcère préexistant.
- Troubles musculosquelettiques : à long terme, risque d'ostéoporose.
- Troubles endocriniens et métaboliques : effet hyperglycémiant (diminution progressive de la production surrénalienne jusqu'à l'insuffisance surrénalienne).

Contre-indications

- Allergie à la molécule.
- Infections importantes évolutives.

Anti-inflammatoires non stéroïdiens (AINS)

DCI	Conditionnement
Acide acétylsalicylique	Sachet ou gélule pour administration per os
Indométacine	

Indication

Traitement symptomatique des péricardites aiguës (fiche 32), des douleurs inflammatoires en poussées, etc.

Effets secondaires

- Réactions cutanées.
- Douleurs abdominales.
- Saignements digestifs.

Contre-indications

- Ulcère gastrique ou du duodénum.
- Insuffisance rénale ou hépatique sévère.
- Allergie.

Colchicine

DCI	Conditionnement
Colchicine	Comprimé sécable pour prise per os

Indications

- Péricardites aiguës (fiche 32).
- Prise en charge symptomatique des douleurs inflammatoires en poussées.
- Résistance aux anti-inflammatoires.

Effets secondaires

- Diarrhées.
- Urticaire.

Contre-indications

Insuffisance rénale ou hépatique sévère.

Protecteurs gastriques : inhibiteurs de la pompe à protons (IPP)

DCI	Conditionnement
Ésoméprazole	Gélule ou comprimé orodispersible pour prise per os Ampoule pour administration IV
Lansoprazole	
Oméprazole	
Pantoprazole	
Rabéprazole	

Indications

Prévention des troubles digestifs hémorragiques sous AINS et antiagrégants plaquettaires.

Effets secondaires

- Troubles digestifs : diarrhée, nausées, vomissements.
- Insuffisance rénale.
- Confusions.

Contre-indication

Allergie.

VOIR AUSSI

FICHE 32 Maladies du péricarde

FICHE 63 Angioplastie transluminale et pose de stents

Définition

L'angioplastie transluminale (ATL) est une intervention consistant à **dilater une artère à l'aide d'un ballonnet** et, si besoin, à implanter un stent. C'est l'intervention la plus répandue dans la **revascularisation cardiaque**.

Lors de l'ATL, le médecin a la possibilité de procéder à la pose d'une prothèse endocavitaire, aussi appelée stent, qui empêche l'obstruction de la lumière artérielle. Après une première dilatation de l'artère, un ballonnet différent est introduit : celui-ci est recouvert d'un tissu métallique qui, une fois gonflé au niveau du site de la sténose, reste déplié sur les parois de l'artère. Il s'agit d'un ressort métallique implanté selon la gravité des lésions artérielles afin d'augmenter l'efficacité de l'ATL sur le long terme (diminution du risque de resténose artérielle). Le stent peut être recouvert d'un médicament afin d'augmenter la prévention du risque de resténose sur stent : ce type de dispositif est un **stent actif**.

Avant l'examen

L'ATL nécessite une préparation, sauf indication en urgence :

- réalisation préalable d'une **coronarographie** (fiche 69) : **repérage des lésions artérielles** du patient ;
- **préparation du patient** : mise à jeun six heures avant l'ATL, douche antiseptique, dépilation au niveau des avant-bras, du pubis et des plis inguinaux (voie d'abord artérielle radiale au niveau du poignet droit, mais si non abordable, voie artérielle fémorale droite) ;
- arrêt des traitements habituels du patient selon prescription médicale (par exemple, metformine contre-indiquée) et administration **sur prescription** d'une **prémédication anti-agrégante** (si allergie à l'iode, prémédication selon protocole du service).

Durant l'examen

Lors de l'opération réalisée en salle de cathétérisme, le patient est **allongé** et conscient : l'**anesthésie** est réalisée au niveau du point de ponction percutanée afin de diminuer les complications. Le médecin introduit dans l'artère un introducteur artériel, y glisse le **guide** jusqu'au **dépôt athéromateux** repéré précédemment par coronarographie. Il introduit ensuite via le guide un **ballonnet** jusqu'à la sténose et le gonfle afin de dilater la lumière de l'artère et de lui rendre une taille normale. Après un contrôle radiologique de la bonne revascularisation artérielle, le médecin dégonfle le ballonnet.

Conduite infirmière

- **Rassurer** le patient afin de prévenir son **anxiété** : risque de malaise vagal, complications vasculaires si le patient bouge au cours de l'examen.
- **Désinfecter le point de ponction et surveiller la douleur.**
- Vérifier la présence d'une **VVP** et de son bon fonctionnement.
- Surveiller **les paramètres vitaux et le monitorage cardiaque** (fiche 48) durant tout l'examen : risque de choc anaphylactique, choc cardiogénique, dyspnée, bradycardie, TV, ESV, etc.
- Surveiller la conscience durant l'intervention : parler avec le patient pour surveiller la conscience, l'absence de complication neurologique ou d'AVC.
- Préparer le **matériel nécessaire** au cardiologue tout au long de l'intervention.
- **Sur prescription,** administrer les **traitements** nécessaires prescrits par le médecin.
- Réaliser en collaboration avec le médecin le **pansement compressif** en fin d'intervention.
- Réaliser la **fiche de suivi de l'examen** pour une prise en charge post-examen optimale avec traçabilité thérapeutique.

Après l'examen

- Surveiller les **paramètres vitaux** du patient et les symptômes : vertiges, palpitations, dyspnée, douleur.
- **Sur prescription,** réaliser un **ECG** (fiche 68) afin de prévenir les complications rythmiques : il peut arriver qu'au cours de l'intervention, une plaque d'athérome se décroche ou bien qu'une artère soit lésée au passage de la sonde.
- Surveiller le **point de ponction** : hématome, saignement, signes d'infection, présence des pouls distaux.
- Expliquer les mesures de prévention des risques au patient : complications allergiques, hydratation importante pour éliminer le produit de contraste du corps.
- Immobilisation : alitement 24 heures si passage par voie fémorale, éviter de bouger le membre supérieur pendant six heures si voie radiale.
- **Sur prescription,** reprendre le traitement médical habituel du patient selon les recommandations médicales et l'alimentation deux heures après l'intervention.
- Procéder à l'ablation du pansement compressif selon protocole de service.
- Si pose de stent, prise à vie d'un **traitement antiagrégant** (fiche 50) et ETP (fiche 65) avec recommandations de modification des habitudes de vie : diminution du risque de complications.
- Un contrôle est réalisé à distance afin de confirmer le succès de la dilatation par coronarographie et échographie.

Complications

- **Risque hémorragique** au niveau du point de ponction postopératoire ou dissection artérielle (fiche 27).
- Impossibilité de dilatation de la sténose durant la procédure : nécessité de « **curage** » de la plaque d'athérome afin de permettre le passage du guide et ainsi le gonflement du ballonnet.
- **Resténose** de l'artère ou du stent au niveau du site d'athérome : nécessité d'une nouvelle intervention.
- Si absence de contrôle coronarographique et échographique, une resténose peut ne pas être diagnostiquée à temps : la complication majeure est une **obstruction totale de l'artère** entraînant une **ischémie en aval** pouvant entraîner le **décès** du patient.

VOIR AUSSI

- FICHE 27 Dissection aortique
- FICHE 48 Pose et surveillance de monitorage cardiaque
- FICHE 50 Antiagrégants plaquettaires
- FICHE 65 Éducation thérapeutique
- FICHE 68 Enregistrement d'un électrocardiogramme

FICHE 64 Réadaptation cardiaque

Déroulement

Après une intervention chirurgicale (pontage, greffe cardiaque, etc.) ou une maladie coronaire nécessitant une hospitalisation prolongée, le médecin peut prescrire au patient une prise en charge en réadaptation cardiaque, en hospitalisation ou en ambulatoire.

En phase de réadaptation cardiaque, le patient est pris en charge par une **équipe pluridisciplinaire** :

- un médecin effectuant la coordination des différents soins et examens en fonction des besoins du patient ;
- un kinésithérapeute présent quotidiennement afin d'accompagner le patient dans des exercices physiques et respiratoires : ceux-ci sont indiqués pour aider le patient à regagner en autonomie ;
- un diététicien afin d'éduquer le patient à une bonne hygiène alimentaire ;
- un psychologue assurant un suivi du patient tout au long de la prise en charge ;
- une équipe paramédicale (infirmier, aide-soignant) pour réaliser les soins et aider aux actes de la vie quotidienne du patient jusqu'à réautonomisation.

L'infirmier présent auprès du patient réalise l'**éducation thérapeutique** (fiche 65) en collaboration avec le diététicien, ainsi que la prévention du risque de complications. Il est le principal acteur de la prise en charge du patient : il répond avec le médecin aux questionnements du patient, l'aide à reprendre confiance en lui.

Objectifs

- Accompagner le patient pour qu'il retrouve son autonomie.
- Améliorer la condition physique du patient.
- Étape de transition entre l'hôpital et le domicile afin d'optimiser le retour à domicile dans les meilleures conditions.
- Éducation du patient aux bonnes habitudes de vie (fiche 3) : prévention des complications cardiovasculaires.

VOIR AUSSI

FICHE 3 Épidémiologie, facteurs de risques et prévention
FICHE 65 Éducation thérapeutique

FICHE 65 Éducation thérapeutique

Définition

Selon l'OMS, « l'éducation thérapeutique du patient vise à aider les patients à **acquérir** ou maintenir les compétences dont ils ont besoin pour gérer **au mieux leur vie avec une maladie chronique**. Elle fait partie intégrante et de façon permanente de la prise en charge du patient. Elle comprend des activités organisées, y compris un soutien psychosocial, conçues pour rendre les patients conscients et informés de leur maladie, des soins, de l'organisation et des procédures hospitalières, et des comportements liés à la santé et à la maladie. Ceci a pour but de les aider (ainsi que leur famille) à comprendre leur maladie et leur traitement, collaborer ensemble et assumer leur responsabilité dans leur propre prise en charge, afin de maintenir et améliorer leur qualité de vie ».

« Une information orale ou écrite, un conseil de prévention peuvent être délivrés par un professionnel de santé à diverses occasions, mais ils n'équivalent pas à une **éducation thérapeutique** du patient. »

Organisation de l'éducation thérapeutique du patient (ETP) ▸ fig. 65.1

fig. 65.1 ▸ Les différentes étapes d'un programme d'éducation thérapeutique.

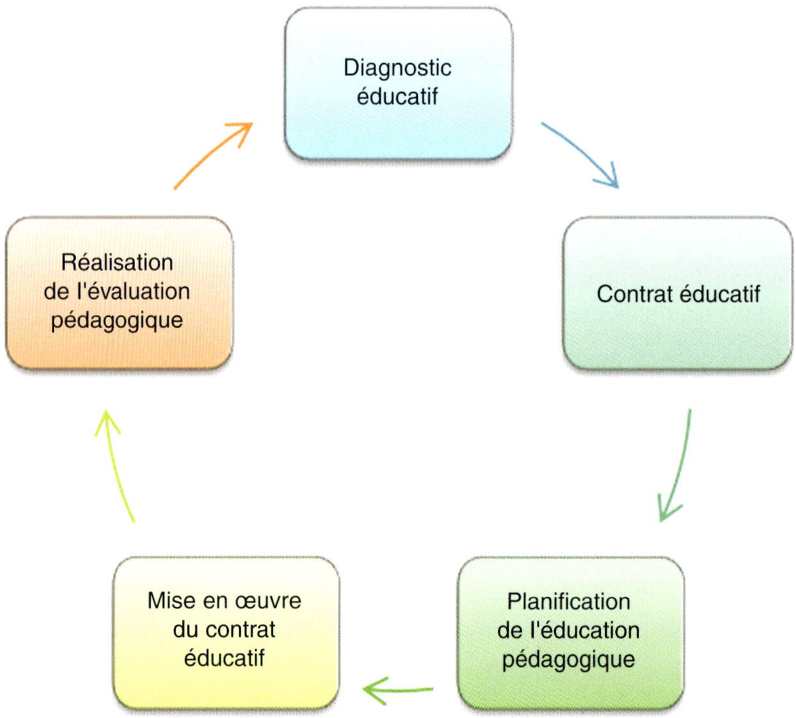

Première étape : élaborer un diagnostic éducatif

Lors de l'élaboration du diagnostic éducatif, il faudra prendre en compte chez le patient :

- « Qui est-il ? » : sa **culture**, ses **représentations** ;
- « Que sait-il ? » : sa réalité sur la maladie, ses **connaissances**, ses **croyances** ;
- « Qu'est-ce qu'il a ? » : sa pathologie, son **contexte de vie** (familial, professionnel, social) ;
- « Qu'est-ce qu'il fait ? » : son **attitude** face à la maladie ;
- « Quels sont ses projets ? ».

Lors de cet entretien, le soignant doit pratiquer une **écoute active** en faisant preuve d'empathie, avec une attitude encourageante et sans jugement. Il est important d'utiliser la **reformulation** et des **questions ouvertes** (qui laissent au patient la possibilité de s'exprimer) et **neutres** (contraire d'une question orientée où la réponse attendue ne se trouve pas dans la question). Le soignant doit éviter d'utiliser des questions fermées (entraînant une réponse par oui ou par non) ▸ tableau 65.1.

Tableau 65.1 ▸ Exemples de questions.

QUESTIONS OUVERTES	Quel est... ? Qu'est-ce que... ? Expliquez-moi... ? Racontez-moi... ?
QUESTIONS FERMÉES	Êtes-vous satisfait ? Allez-vous bien ?
QUESTIONS ORIENTÉES	Avez-vous mal au bras ? Y a-t-il un risque/une chance que vous soyez enceinte ?
QUESTIONS NEUTRES	Comment vous sentez-vous ? Est-il possible que vous soyez enceinte ?
REFORMULATION	Si j'ai bien compris... ? Voulez-vous dire que... ? En d'autres termes, on pourrait dire que... ?

Le diagnostic éducatif est **évolutif**, selon l'évolution du patient. La **participation du patient** est nécessaire à la validation du diagnostic éducatif afin de favoriser son **apprentissage**.

Deuxième étape : définir un programme personnalisé

L'ETP passe par la négociation avec le patient des **compétences à acquérir** au terme de son ETP. On distinguera :

- la **connaissance** : le savoir ;
- les **compétences** : le savoir-être et le savoir-faire.

Voici des **exemples de compétences** à acquérir pour un patient au terme de son ETP :

- compétences d'**autosoin** : soulager les symptômes, prendre en compte les résultats d'une autosurveillance, d'une automesure (glycémie capillaire, TA, etc.), adapter des doses de médicaments (par exemple, la dose d'AVK selon l'INR et le protocole du médecin), réaliser des gestes techniques et des soins (par exemple, savoir faire une injection d'insuline) ;
- compétences d'**adaptation** (reposent sur la capacité à réagir du patient) : savoir gérer ses émotions, son stress, développer un raisonnement créatif et une réflexion critique, prendre des décisions et résoudre un problème, s'observer, s'évaluer, se connaître soi-même, avoir confiance en soi.

Troisième étape : planification de l'éducation pédagogique

- **Les acteurs de l'éducation pédagogique** : un ou plusieurs soignants, un ou plusieurs patients.
- **Le rythme des séances éducatives** : choisir avec le patient.
- **La méthode pédagogique** ▸ tableau 65.2.

Tableau 65.2 ▸ Exemples d'outils éducatifs.

Outils éducatifs	Utilisation de l'outil	Objectifs
Jeu de rôle	Faire jouer aux participants des rôles inhabituels **Exemple** : le patient devient le soignant et inversement. **Situation** : patient avec un INR élevé, que fait le soignant ?	▸ Prise de conscience des motivations et des modes de pensée différents ▸ Développement des capacités d'adaptation (savoir-être) et de compréhension
Simulation	**Exemple** : présentation de cartes sur lesquelles sont représentés les différents aliments. Le patient doit réaliser un menu adapté à son régime hyposodé	Permet d'évaluer le savoir, ainsi que le savoir-faire
Simulation gestuelle et technique Utilisation d'une grille d'observation	**Exemple** : demander au patient : « Pouvez-vous me montrer comment vous effectuez votre glycémie capillaire à la maison ? » Le geste est décomposé en actions simples Chaque action est cotée	Permet d'évaluer les connaissances et les compétences du patient (savoir et savoir-faire)
Brainstorming	Poser une question simple **Exemple** : « Qu'est-ce qu'une insuffisance cardiaque ? » Le soignant note les idées sur un support écrit	▸ Exprimer un maximum d'idées sur un sujet précis ▸ Permet d'évaluer les savoirs

Contrat éducatif

Le contrat éducatif permet de **déterminer** les **compétences à acquérir** par le patient **au cours de l'ETP**. Il est négocié en fonction du diagnostic éducatif. Il s'agit d'un **engagement mutuel** : c'est un contrat passé entre l'équipe soignante et le patient.

Exemple de contrat éducatif

Au terme de l'ETP, qui aura une durée de deux mois avec un rythme de séances d'une par semaine (séances collectives), le patient sera capable de :

- citer les signes annonciateurs d'une décompensation cardiaque ;
- connaître l'attitude à adopter face à l'apparition de signes d'alerte ;
- évaluer la quantité de sel présente dans son alimentation ;
- connaître la quantité journalière de sel recommandée dans son cas.

Réalisation d'une évaluation pédagogique

Toute ETP doit faire l'objet d'une évaluation, dans un but de réajustement. On évaluera les compétences acquises par le patient ▸ tableau 65.3.

Tableau 65.3 ▸ Évaluation d'une ETP.

Compétences évaluées	Outils d'évaluation
Évaluation des connaissances	Questionnaires : ▸ questions ouvertes ▸ questions « vrai ou faux » ▸ questions à choix multiples
Résolution de problèmes	Cartes de Barrows : présentation d'une situation concrète et réaliste dans laquelle le patient peut se retrouver. Proposition de plusieurs décisions avec une décision par carte (recto : décision – verso : conséquence). Les décisions pourront être : sans effet, aggravantes ou bénéfiques
Compétences gestuelles	▸ Mise en situation ▸ Grille d'observation gestuelle

FICHE 66 Accompagnement palliatif en cardiologie

Définition

Selon l'OMS, « les soins palliatifs visent à **améliorer la qualité de vie** des patients et de leur famille, face aux conséquences d'une maladie potentiellement mortelle, par **la prévention et le soulagement de la souffrance** [...] ainsi que le traitement de la douleur et des autres problèmes physiques, psychologiques et spirituels qui lui sont liés. Les soins palliatifs procurent le soulagement de la douleur et des autres symptômes gênants [...], n'entendent **ni accélérer ni repousser la mort** [...], offrent **un système de soutien qui aide la famille** à tenir pendant la maladie du patient et leur propre **deuil**, utilisent une approche d'équipe pour **répondre aux besoins des patients et de leur famille** en y incluant si nécessaire une assistance au deuil [...], sont applicables tôt dans le décours de la maladie [...], et incluent les investigations qui sont requises afin de mieux comprendre les complications cliniques gênantes de manière à pouvoir les prendre en charge ».

Indications

Les soins palliatifs concernent donc les patients atteints de maladies graves et incurables qui sont en **fin de vie**. En cardiologie, l'insuffisance cardiaque terminale réfractaire au traitement répond à ces critères (fiche 13).

Les objectifs de la prise en charge thérapeutique seront donc :

- de soulager les symptômes ;
- d'améliorer la qualité de vie ;
- d'apporter un soutien aux patients et à leur famille.

Afin d'offrir le meilleur accompagnement, il est nécessaire de permettre :

- le respect des **choix du patient et de sa famille** : retour au domicile ou décès à l'hôpital, en service de cardiologie ou en service de soins palliatifs, etc. – loi Leonetti (fiche 37) ;
- une bonne **communication** et un accompagnement avec un soutien psychologique, spirituel et social du patient et de ses aidants ;
- une prise en charge **pluridisciplinaire** : équipe soignante, cardiologue, gériatre, équipe de soins palliatifs, psychologue, assistante sociale, diététicienne, etc. ;
- à tous les soignants de connaître les règles claires quant aux **manœuvres de réanimation** : elles devront être consignées dans le dossier médical et dans le dossier de soins infirmiers ;
- l'intégration dans la prise en charge du patient de son entourage, de son médecin traitant, de l'équipe soignante au domicile (HAD).

Prise en charge de la fin de vie

Lors de la prise en charge du patient en fin de vie, il est important d'offrir au patient et à son entourage un environnement calme avec un espace suffisant autour du lit.

Dépression, anxiété

- Prise en charge pluridisciplinaire, en collaboration avec le psychologue.
- Traitement pharmacologique : benzodiazépines, antidépresseurs, inhibiteurs de la recapture de la sérotonine.
- Relation d'aide : écoute active, empathie envers le patient et ses proches (fiche 67).

Douleur

- Évaluation de la douleur : évaluation régulière avec échelle adaptée selon capacités du patient à communiquer (fiche 61) et traçabilité dans le dossier de soins.
- Traitement pharmacologique : selon évaluation de la douleur, traitement antalgique (fiche 61), traitement anti-angineux, etc.
- Surveillance de la tolérance des traitements : si antalgiques de palier III, possibles troubles digestifs, respiratoires, etc.

Dyspnée

Symptôme fréquent altérant la **qualité de vie du patient**, limitant les activités de la vie quotidienne et provoquant un **isolement social**, la dyspnée est souvent associée à l'anxiété et à la dépression. Son intensité n'est pas forcément en lien avec la fréquence respiratoire, la saturation en oxygène ou d'autres paramètres objectifs.

- Évaluation de la dyspnée : évaluation régulière du degré de dyspnée et traçabilité dans le dossier de soins infirmiers (NYHA, échelle verbale si essoufflement faible à sévère, etc.). Si le patient ne peut communiquer, l'évaluation repose sur l'observation du soignant.
- Positionnement du patient : encourager le patient à prendre la position qui lui convient le mieux au niveau respiratoire. Si patient faible ou comateux, position demi-assise, dossier du lit à 45 degrés, coussins sous les creux poplités, libération des voies aériennes.
- Environnement : aération des locaux, ventilateur ou fenêtre à proximité selon besoin du patient, chambre calme avec espace suffisant autour du lit.
- **Sur prescription, oxygénothérapie** (fiche 42) avec surveillance des signes respiratoires de lutte, fréquence respiratoire et saturation en oxygène.
- Si encombrement bronchique, **sur prescription,** patch de scopolamine, aspiration des sécrétions et séances de VNI (fiche 42).
- Limiter les dépenses d'énergie : toilette au lit, repas fractionné avec texture adaptée, parcours de marche avec pauses, etc.
- Vêtements amples, rafraîchissement fréquent du visage (brumisateur d'eau).

VOIR AUSSI

- FICHE 13 Insuffisance cardiaque
- FICHE 37 Cadre légal encadrant les soins infirmiers en service cardiovasculaire
- FICHE 42 Ventilation non invasive
- FICHE 61 Antalgiques
- FICHE 67 Relation d'aide

FICHE 67 Relation d'aide

La relation d'aide est un concept d'**interaction thérapeutique** entre un soignant et un soigné permettant de faire formuler au patient son **besoin d'aide** et sa souffrance grâce à une **attitude non directive** et à l'établissement d'une relation de confiance.

Cette relation peut permettre d'effectuer un soin, d'aider le patient dans l'acceptation d'une situation (diagnostic, hospitalisation, changement de la vie quotidienne, etc.), de rechercher le consentement d'un patient ou de comprendre une réaction émotionnelle du patient.

Conduite infirmière

- Faire preuve d'**empathie**.
- Être **bienveillant**, apaisant, créer un climat de **confiance**.
- **Ne pas faire culpabiliser** le patient, rester **neutre**.
- Être **congruent**, **authentique** : être en accord avec les émotions et réflexions suscitées en nous par la personne écoutée.
- Mettre en place une **écoute active**, ne pas interrompre le flot de paroles du patient.
- Utiliser la **reformulation** et apporter des informations supplémentaires afin de faciliter la compréhension d'une situation par le patient ou de le réconforter.
- Faire preuve d'une **disponibilité totale** à l'écoute du patient dans un environnement favorable à la communication.
- Évaluer la **communication non verbale et paraverbale** : regard, posture, gestes, ton, etc.

FICHE 68 Enregistrement d'un électrocardiogramme

Définition

Le respect de la bonne pratique IDE de réalisation d'un électrocardiogramme permet d'obtenir un **tracé électrique représentatif de l'activité cardiaque** du patient. Après lecture de l'ECG par le médecin, de nombreuses pathologies peuvent être révélées, mais un mauvais positionnement des électrodes peut fausser l'ensemble des résultats.

Il existe différents types d'ECG, mais tous les ECG nécessitent de coller quatre électrodes au niveau des membres :

- deux électrodes à l'intérieur des poignets (rouge à droite, jaune à gauche) ;
- deux électrodes à l'intérieur des chevilles (noire à droite, verte à gauche).

Rappel : si patient amputé d'un membre, faire remonter les électrodes de manière symétrique aux deux membres jusqu'à la racine (pli de l'aine, épaules).

Lecture de l'ECG

Chaque tracé de l'ECG montre un point de vue différent du cœur afin que le médecin puisse détecter et **localiser un trouble de conduction électrique**. Le tracé représente sur un axe horizontal temporel les différentes étapes de contraction du cœur : il est représenté par les ondes P, Q, R, S et T ▸ fig. 68.1.

- P : **dépolarisation des oreillettes** – contraction auriculaire ;
- QRS : **dépolarisation des ventricules** – contraction des ventricules ;
- T : **repolarisation des ventricules** – retour de la charge interne de repos afin de permettre au cœur de réaliser un nouveau cycle de contraction.

fig. 68.1 ▸ ECG normal.

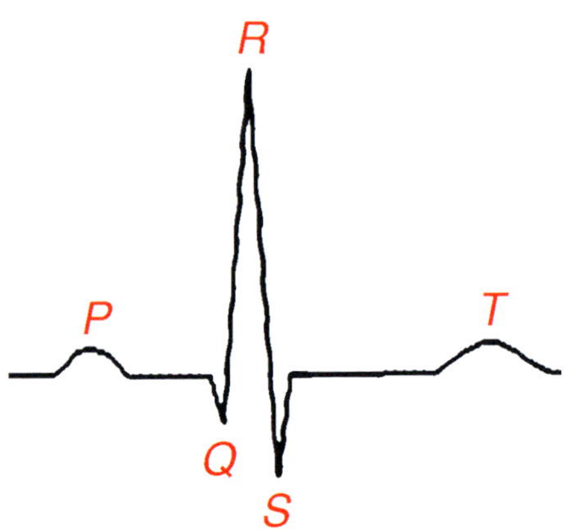

Réalisation de l'ECG

ECG standard à douze dérivations

L'ECG à douze dérivations, ou ECG standard, nécessite de coller dix électrodes, dont quatre au niveau des membres ▸ **fig. 68.2 et 68.3** :

- V1 (rouge) : quatrième espace intercostal, bord parasternal droit ;
- V2 (jaune) : quatrième espace intercostal, bord parasternal gauche ;
- V4 (marron) : cinquième espace intercostal, sur la ligne médioclaviculaire ;
- V6 (violette) : cinquième espace intercostal, sur la verticale de l'aisselle gauche ;
- V3 (verte) : à mi-chemin entre V2 et V4 ;
- V5 (noire) : à mi-chemin entre V4 et V6.

fig. 68.2 ▸ **ECG standard.**

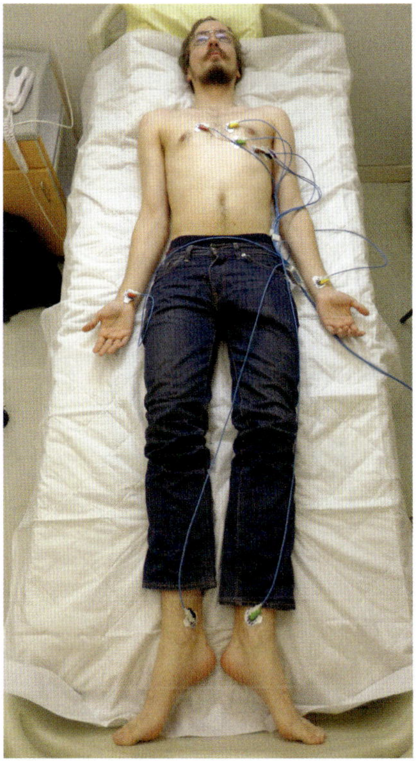

fig. 68.3 ▸ **Les dérivations précordiales.**

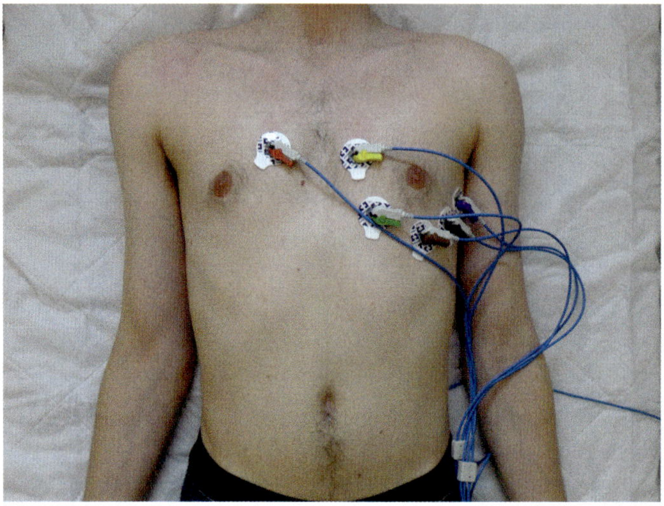

ECG complémentaire à dix-huit dérivations

L'ECG à douze dérivations peut dans certains cas être complété par un tracé avec des dérivations périphériques (aussi appelé ECG postérieur ou 18 dérivations), notamment en cas de douleur thoracique, de dorsalgie haute, d'asymétrie tensionnelle, de suspicion d'**IDM** (fiche 10), etc. ▸ **fig. 68.4 et 68.5** :

- V1 (rouge) : même position, quatrième espace intercostal, bord parasternal droit ;
- V3R (jaune) : quatrième espace intercostal, bord parasternal droit ;
- V4R (vert) : cinquième espace intercostal, sur la verticale du mamelon droit ;
- V8 (noire) : cinquième espace intercostal, à la pointe de l'omoplate ;
- V7 (marron) : cinquième espace intercostal, entre V6 et V8 ;
- V9 (violette) : cinquième espace intercostal, symétrique de V7 par rapport à V8.

fig. 68.4 ▸ Les dérivations avant de l'ECG complémentaire.

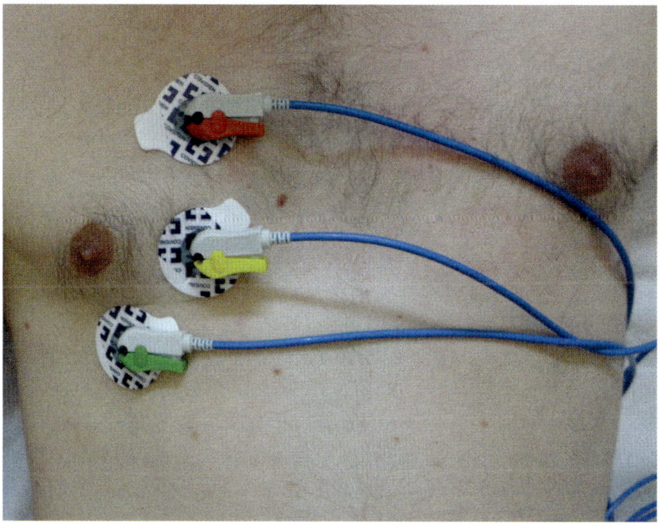

fig. 68.5 ▸ Les dérivations postérieures.

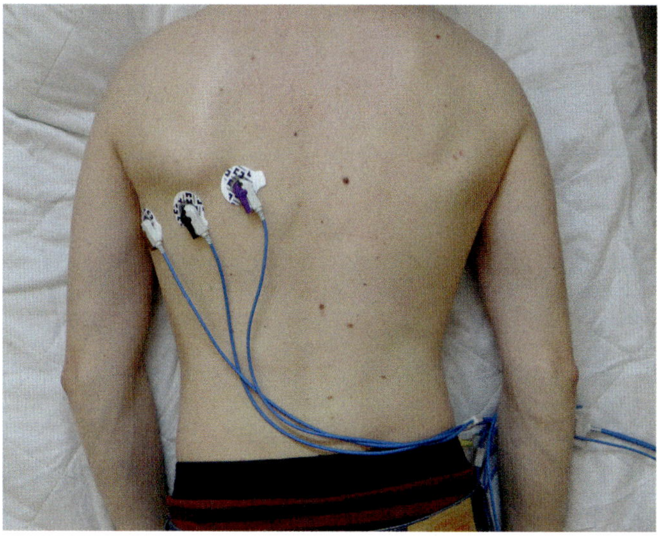

Épreuve d'effort

L'épreuve d'effort, ou ECG d'effort, est un examen permettant d'observer l'**activité électrique du cœur durant un effort** (vélo, tapis de course) et de voir comment le cœur réagit face à une activité physique.

Indications

- Exploration cardiaque.
- Suspicion d'angor stable (fiche 12).

Contre-indications

- Incapacité de réaliser un effort.
- Insuffisance respiratoire.
- Douleur thoracique ou angor instable (fiche 10).
- HTA (fiche 5).

Conduite infirmière

- Durant l'examen, l'infirmière installe le patient torse nu au repos et applique les patchs ECG et le brassard à tension. Une mesure au repos est faite.
- Ensuite, l'infirmière installe le patient sur le dispositif de sport et augmente l'intensité de l'effort progressivement **sur prescription** du médecin présent en salle d'examen.
- Elle observe l'absence de douleur, de modifications anormales au niveau de la tension ou du pouls et arrête l'épreuve si besoin.

Rappel : en cas d'asthénie, de malaise ou de douleur, l'épreuve est arrêtée.

Holter-ECG

L'holter-ECG est un **électrocardiogramme portatif** (petit boîtier porté dans une poche) qui mesure en continu l'activité électrique du cœur sur des périodes de 24 à 48 heures (fiche 48).

Indications

- Arythmie.
- Douleur thoracique.
- Malaise d'origine inconnue.
- Apnée du sommeil.

Contre-indications

Fragilité cutanée.

VOIR AUSSI

- FICHE 5 **Hypertension artérielle**
- FICHE 10 **Prise en charge d'un patient présentant un syndrome coronarien aigu**
- FICHE 12 **Angor d'effort**

FICHE 69 Coronarographie

Définition

La coronarographie est un examen réalisé sous **anesthésie locale** en salle de cathétérisme. Il permet d'observer les **artères coronaires** grâce à une caméra à rayons X et l'injection d'un produit de contraste iodé via un cathéter introduit par voie artérielle afin de détecter les **sténoses** ou **obstructions** des vaisseaux cardiaques ▸ **fig. 69.1**.

fig. 69.1 ▸ Visualisation des artères coronaires par coronarographie.

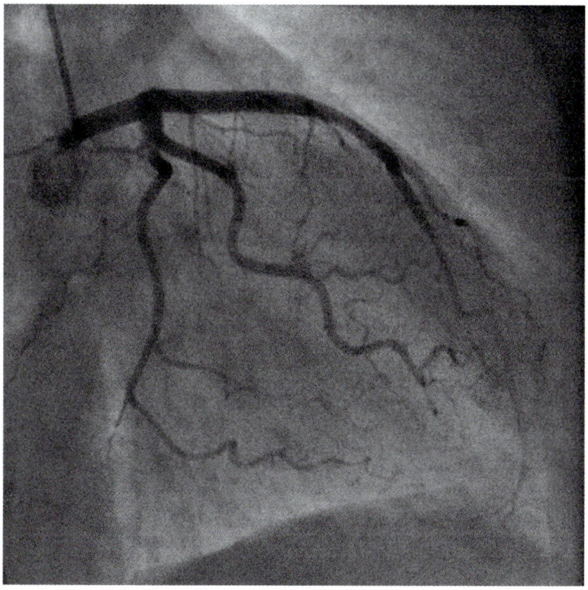

Source : Rabiou S, Siradjidine H, Fofana G, et al. Le syndrome de Tako-tsubo : peut-il être intégré dans le cadre de syndrome post-pneumonectomie ? *Revue de pneumologie clinique* 2017;73(4):206-9.

Lors de l'examen, le patient est allongé. Le médecin mesure, après introduction d'une sonde via le cathéter artériel, **la pression dans les oreillettes et dans les ventricules**. Il injecte ensuite le produit de contraste directement dans le cœur afin d'observer le flux sanguin au sein du myocarde. Cela lui permet d'identifier les troubles valvulaires (fiches 20 et 23), les sténoses ou obstructions des vaisseaux cardiaques (fiche 2) et de mesurer la fraction d'éjection des différentes parties du cœur.

Selon les résultats de la coronarographie, on peut observer différents types de lésions :

- **monotronculaires** : lésions touchant soit l'IVA, soit l'artère circonflexe, soit la coronaire droite ;
- **bitronculaires** : lésions touchant deux des principaux troncs coronariens (IVA, circonflexe ou coronaire droite) ;
- **tritronculaires** : rétrécissement des trois axes coronaires (IVA, circonflexe et coronaire droite).

En fonction des résultats, il peut être nécessaire de programmer ou de réaliser directement durant la coronarographie une angioplastie transluminale (fiche 63), une pose de stent (fiche 63), voire un pontage aortocoronarien.

Avant l'examen

Sauf urgence, la coronarographie nécessite une préparation du patient en amont de l'examen :

- dépilation au niveau des avant-bras, du pubis et des plis inguinaux : voie radiale au poignet droit privilégié, mais si voie non abordable, possible voie artérielle fémorale droite ;
- douche antiseptique ;
- mise à jeun six heures avant l'examen ;
- arrêt de certains traitements habituels du patient selon prescription médicale (par exemple, metformine chez les patients diabétiques) et, si allergie, désensibilisation à l'iode selon protocole du service.

Durant l'examen

- **Rassurer** le patient afin de prévenir son **anxiété** : risque de malaise vagal, complications vasculaires si le patient bouge au cours de l'examen.
- **Désinfecter le point de ponction et surveille la douleur.**
- Vérifier la présence d'une **VVP** et de son bon fonctionnement.
- Surveiller **les paramètres vitaux et le monitorage** cardiaque (fiche 48) durant tout l'examen : risque de choc anaphylactique, choc cardiogénique, dyspnée, bradycardie, TV, ESV, etc.
- Surveiller la conscience durant l'intervention : parler avec le patient pour surveiller la conscience, l'absence de complication neurologique ou d'AVC.
- Préparer le **matériel nécessaire** au cardiologue tout au long de l'intervention.
- **Sur prescription,** administrer les **traitements** nécessaires prescrits par le médecin.
- Réaliser en collaboration avec le médecin le **pansement compressif** en fin d'intervention.
- Réaliser la **fiche de suivi de l'examen** pour une prise en charge post-examen optimale avec traçabilité thérapeutique.

Après l'examen

- Surveiller les **paramètres vitaux** du patient et les symptômes : vertiges, palpitations, dyspnée, douleur.
- **Sur prescription,** réaliser un **ECG** (fiche 68) afin de prévenir les complications rythmiques : il peut arriver qu'au cours de l'intervention, une plaque d'athérome se décroche ou bien qu'une artère soit lésée au passage de la sonde.

- Surveiller le **point de ponction** : hématome, saignement, signes d'infection, présence des pouls distaux.
- Expliquer les mesures de prévention des risques au patient : complications allergiques, hydratation importante pour éliminer le produit de contraste du corps.
- Immobilisation : alitement 24 heures si passage par voie fémorale, éviter de bouger le membre supérieur pendant six heures si voie radiale (risque hémorragique).
- **Sur prescription,** reprendre le traitement médical habituel du patient selon les recommandations médicales et l'alimentation deux heures après l'intervention.
- Procéder à l'ablation du pansement compressif selon le protocole de service.

VOIR AUSSI

- FICHE 2 Rappel sur l'anatomie de la circulation cardiaque
- FICHE 20 Insuffisance aortique
- FICHE 23 Insuffisance mitrale
- FICHE 48 Pose et surveillance de monitorage cardiaque
- FICHE 63 Angioplastie transluminale et pose de stents
- FICHE 68 Enregistrement d'un électrocardiogramme

FICHE 70 Cathétérisme droit et gauche

Définition

Le cathétérisme est un examen permettant de **connaître les données hémodynamiques**, notamment dans le cadre d'un bilan de cardiopathie ischémique (fiche 17). Il permet de connaître les **pressions cardiaques** (pressions capillaire, artérielle pulmonaire, pressions intraventriculaire et intra-auriculaire), le débit des différentes cavités cardiaques, l'oxygénation du cœur, et de rechercher éventuellement la présence de shunts.

Contrairement à la coronarographie, une **veine** est ponctionnée. Pour le cathétérisme droit (mesure des données hémodynamiques des **cavités droites**), la veine fémorale droite est choisie en première intention, mais la veine jugulaire peut aussi être ponctionnée : la sonde radio-opaque est insérée via un introducteur au niveau du point de ponction, guidée par rayon X après injection d'un produit de contraste. Le médecin remonte ensuite la sonde jusqu'à la veine cave, l'OD, le VD, afin d'accéder à l'**artère pulmonaire**.

Pour le cathétérisme gauche, l'examen est **plus risqué** : le cathéter est introduit via une artère périphérique et va remonter jusque dans l'**artère aorte** afin d'y mesurer les données hémodynamiques, le diamètre de celle-ci. Le cathéter est ensuite remonté dans le VG afin d'y mesurer la fraction d'éjection (FEVG).

Avant l'examen

- Dépilation au niveau du pubis et des plis inguinaux.
- Douche antiseptique.
- Mise à jeun six heures avant l'examen.
- Arrêt de certains traitements habituels du patient selon la prescription médicale (par exemple, metformine chez les patients diabétiques) et, si allergie, désensibilisation à l'iode selon le protocole du service.

Durant l'examen

- **Rassurer** le patient afin de prévenir son **anxiété** : risque de malaise vagal, complications vasculaires si le patient bouge au cours de l'examen.
- **Désinfecter le point de ponction et surveille la douleur.**
- Vérifier la présence d'une **VVP** et de son bon fonctionnement.
- Surveiller **les paramètres vitaux et le monitorage** cardiaque (fiche 48) durant tout l'examen : risque de choc anaphylactique, choc cardiogénique, dyspnée, bradycardie, TV, ESV, etc.
- Surveiller la conscience durant l'intervention : parler avec le patient pour surveiller la conscience, l'absence de complication neurologique ou d'AVC.
- Préparer le **matériel nécessaire** au cardiologue tout au long de l'intervention.

- **Sur prescription,** administrer les **traitements** nécessaires prescrits par le médecin.
- Réaliser en collaboration avec le médecin le **pansement compressif** en fin d'intervention.
- Réaliser la **fiche de suivi de l'examen** pour une prise en charge post-examen optimale avec traçabilité thérapeutique.

Après l'examen

- Surveiller les **paramètres vitaux** du patient et les symptômes : vertiges, palpitations, dyspnée, douleur.
- **Sur prescription,** réaliser un **ECG** (fiche 68) afin de prévenir les complications rythmiques : il peut arriver qu'au cours de l'intervention, une plaque d'athérome se décroche ou bien qu'une artère soit lésée au passage de la sonde.
- Surveiller le **point de ponction** : hématome, saignement, signes d'infection, présence des pouls distaux.
- Expliquer les mesures de prévention des risques au patient : complications allergiques, hydratation importante pour éliminer le produit de contraste du corps.
- Immobilisation : éviter de bouger le membre supérieur pendant six heures si voie radiale (risque hémorragique).
- **Sur prescription,** reprendre le traitement médical habituel du patient selon les recommandations médicales et l'alimentation deux heures après l'intervention.
- Procéder à l'ablation du pansement compressif selon le protocole de service.

VOIR AUSSI

- FICHE 17 Cardiomyopathie dilatée
- FICHE 48 Pose et surveillance de monitorage cardiaque
- FICHE 68 Enregistrement d'un électrocardiogramme

FICHE 71 Biopsie myocardique

Définition

La biopsie myocardique est indiquée chez les patients **greffés** afin de contrôler l'**absence de rejet du greffon** (fiche 36), ou dans le cadre d'un bilan étiologique de cardiomyopathie (fiche 19). Comme la coronarographie (fiche 69), elle est réalisée sous **anesthésie locale** en salle de cathétérisme.

Guidé par rayons X en injectant des produits de contraste, le médecin insère, via la veine jugulaire droite, un cathéter jusqu'au VD. Si le médecin ne peut réaliser la biopsie via la jugulaire droite, il passera par la veine fémorale. Il ponctionne ensuite grâce à une pince à biopsie, appelée **biotome**, pour prélever un fragment de cellules cardiaques. Celles-ci sont ensuite envoyées en laboratoire d'anatomopathologie.

Avant l'examen

- Dépilation au niveau du pubis et des plis inguinaux.
- Douche antiseptique.
- Mise à jeun six heures avant l'examen.
- Arrêt de certains traitements habituels du patient selon la prescription médicale (par exemple, metformine chez les patients diabétiques) et, si allergie, désensibilisation à l'iode selon le protocole du service.

Durant l'examen

- **Rassurer** le patient afin de prévenir son **anxiété** : risque de malaise vagal, complications vasculaires si le patient bouge au cours de l'examen.
- **Désinfecter le point de ponction et surveille la douleur**.
- Vérifier la présence d'une **VVP** et de son bon fonctionnement.
- Surveiller **les paramètres vitaux et le monitorage** cardiaque (fiche 48) durant tout l'examen : risque de choc anaphylactique, choc cardiogénique, dyspnée, bradycardie, TV, ESV, etc.
- Surveiller la conscience durant l'intervention : parler avec le patient pour surveiller la conscience, l'absence de complication neurologique ou d'AVC.
- Préparer le **matériel nécessaire** au cardiologue tout au long de l'intervention.
- **Sur prescription,** administrer les **traitements** nécessaires prescrits par le médecin.
- Réaliser en collaboration avec le médecin le **pansement compressif** en fin d'intervention.
- Réaliser la **fiche de suivi de l'examen** pour une prise en charge post-examen optimale avec traçabilité thérapeutique.

Après l'examen

- Surveiller les **paramètres vitaux** du patient et les symptômes : vertiges, palpitations, dyspnée, douleur.
- **Sur prescription,** réaliser un **ECG** (fiche 68) afin de prévenir les complications rythmiques : il peut arriver qu'au cours de l'intervention, une plaque d'athérome se décroche ou bien qu'une artère soit lésée au passage de la sonde.
- Surveiller le **point de ponction** : hématome, saignement, signes d'infection, présence des pouls distaux.
- Expliquer les mesures de prévention des risques au patient : complications allergiques, hydratation importante pour éliminer le produit de contraste du corps.
- Immobilisation : alitement 24 heures si passage par voie fémorale (risque hémorragique).
- **Sur prescription,** reprendre le traitement médical habituel du patient selon les recommandations médicales et l'alimentation quatre heures après l'intervention.
- Procéder à l'ablation du pansement compressif selon le protocole de service.

VOIR AUSSI

- FICHE 19 Amylose cardiaque
- FICHE 36 La vie après la greffe cardiaque
- FICHE 48 Pose et surveillance de monitorage cardiaque
- FICHE 68 Enregistrement d'un électrocardiogramme
- FICHE 69 Coronarographie

FICHE 72 Échographies cardiovasculaires

Définition

L'échographie est une **imagerie** radiologique qui utilise une sonde envoyant des ultrasons : au contact des tissus et des liquides biologiques, celle-ci renverra une **image en noir et blanc**. Une vidéo avec des niveaux de gris différents apparaît sur l'écran en fonction de l'intensité du signal retour : chaque niveau de gris correspond à un tissu différent.

Les échographies cardiovasculaires sont réalisées par un médecin cardiologue, en présence d'un infirmier. Son rôle est primordial auprès du patient, du début de l'examen jusqu'au retour du patient à domicile ou dans son service d'hospitalisation.

Échographie transthoracique (ETT)

Principe

Cet examen **non invasif de première intention** permet d'observer les **cavités cardiaques**, les **valves**, le myocarde, et d'évaluer la fraction d'éjection ventriculaire gauche (FEVG) à l'aide d'une sonde à ultrasons que le médecin passe sur le pectoral du patient.

Indications

- Troubles du rythme (fiche 8).
- Valvulopathies (fiches 20 et 23).
- Cardiomyopathies (fiche 17).
- Infections cardiaques : endocardite (fiche 31), péricardite (fiche 32), myocardite (fiche 33).
- IDM (fiche 10).

Conduite infirmière

- Pas de préparation ni de surveillance avant ou après l'examen.
- Accueil du patient et information sur le déroulé de l'examen.
- Nettoyage, désinfection et stérilisation de la sonde et de la salle d'examen entre chaque patient selon le protocole du service.

Échographie transœsophagienne (ETO)

Principe

Sous **anesthésie générale** ou **locale** selon l'angoisse du patient, une sonde est insérée **via** l'**œsophage** pour observer le cœur d'un point de vue que l'ETT ne peut montrer.

Indications

- Troubles du rythme (fiche 8).
- Valvulopathies, contrôle de plasties (fiches 20 et 23).

- Cardiomyopathies (fiche 17).
- Infections cardiaques : endocardite (fiche 31), péricardite (fiche 32), myocardite (fiche 33).
- Bilan d'artère aorte (fiche 26).
- Recherche de thrombus intracardiaque.

Contre-indication

Pathologies œsophagiennes : cancer de l'œsophage, radiothérapie médiastinale, etc.

Conduite infirmière

- Préparation du patient : mise à jeun du patient six heures avant l'examen, retrait des prothèses dentaires, gestion de l'anxiété et de l'angoisse du patient, administration de l'anesthésie locale en spray et en gel 15 minutes avant l'examen.
- **Sur prescription,** pose d'une VVP si anesthésie générale (fiche 39).
- Accueil du patient et information sur le déroulé de l'examen, gestion de l'anxiété durant l'examen, assistance du médecin si besoin durant la procédure.
- Après l'examen : gestion de la douleur, mise à jeun durant une heure avant test de déglutition.
- **Sur prescription,** ablation de la VVP si anesthésie générale.

Échographie de contraste (test aux bulles FOP)

Principe

Examen réalisé durant l'ETT ou l'ETO : l'infirmier injecte des **microbulles** par VVP et le médecin peut ainsi observer lors du passage des microbulles au niveau du cœur qu'il n'y a pas de shunts entre la partie droite et la partie gauche du cœur.

Indications

- Recherche de **shunts** (fiche 18).
- Observation de la partie **gauche du cœur**.

Conduite infirmière

- Accueil du patient et information sur le déroulé de l'examen.
- **Sur prescription,** pose d'une VVP (fiche 39).
- Préparation de la seringue de bulles : à l'aide d'une seringue remplie de Plasmion® et d'une seringue vide reliées ensemble par un robinet, le passage rapide du liquide d'une seringue à l'autre va permettre la création de bulles dans le liquide.
- Durant l'examen : **sur prescription,** injection du produit de contraste, injection de la seringue préparée de Plasmion® dans la petite circulation à la demande du médecin (transvaser le produit entre les deux seringues juste avant l'injection pour créer des bulles dans le liquide).
- Après l'examen, **sur prescription,** ablation de la VVP.

Échographie de stress sous dobutamine

Principe

Simulation d'un effort : ETT avec injection progressive de **dobutamine** afin d'accélérer le pouls et d'observer via le **monitorage** l'activité électrique du cœur, l'absence d'ischémie et la tension artérielle.

Indications

- **Impossibilité** de réaliser un **test d'effort**.
- **Insuffisance coronarienne**.
- Sténose aortique.
- CMH (fiche 16).
- Insuffisance mitrale (fiche 23) ou insuffisance aortique (fiche 20).

Contre-indications

- SCA récent.
- Décompensation cardiaque (fiche 13).
- RAC (fiche 21).

Conduite infirmière

- Accueil du patient et information sur le déroulé de l'examen.
- **Sur prescription,** pose d'une VVP (fiche 39) et préparation d'une seringue de dobutamine (fiche 54).
- S'assurer de la disponibilité d'un chariot d'urgence à proximité et de la charge du défibrillateur.
- Pose du moniteur multiparamètre : mise en place des patchs pour le monitoring cardiaque et mise en place du brassard du tensiomètre pour la surveillance tensionnelle (fiche 48).
- Durant l'examen, gestion de l'anxiété du patient, assistance du médecin durant la procédure pour l'injection de dobutamine, arrêt du test si douleur ou problème de tension.
- Après l'examen, mise au repos du patient, surveillance des paramètres vitaux.
- **Sur prescription,** ablation de VVP.

Écho-doppler des vaisseaux

Principe

Cet examen **non invasif** permet, à l'aide d'une sonde, d'observer le flux sanguin des artères et des veines.

Indications

- **Écho-doppler veineux** : recherche de phlébite (fiche 28), varices (fiche 30), bilan hémodynamique, insuffisance cardiaque (fiche 13), angiome ;
- **Écho-doppler artériel** : recherche d'AOMI (fiche 25), anévrisme (fiche 26), sténose, ischémie, athérome, surveillance de stents.

Conduite infirmière

Pas d'infirmier durant l'examen.

VOIR AUSSI

- FICHE 8 Troubles du rythme et de la conduction
- FICHE 10 Prise en charge d'un patient présentant un syndrome coronarien aigu
- FICHE 13 Insuffisance cardiaque
- FICHE 16 Cardiomyopathie hypertrophique
- FICHE 17 Cardiomyopathie dilatée
- FICHE 18 Principales cardiopathies congénitales
- FICHE 20 Insuffisance aortique
- FICHE 21 Rétrécissement aortique
- FICHE 23 Insuffisance mitrale
- FICHE 25 Artériopathies oblitérantes des membres inférieurs
- FICHE 26 Anévrismes artériels
- FICHE 28 Thrombose veineuse
- FICHE 30 Varices
- FICHE 31 Endocardite
- FICHE 32 Maladies du péricarde
- FICHE 33 Myocardite
- FICHE 39 Pose d'une voie veineuse périphérique
- FICHE 48 Pose et surveillance de monitorage cardiaque
- FICHE 54 Agents inotropes positifs

FICHE 73 Imageries cardiovasculaires

Définition

Le diagnostic de pathologies cardiovasculaires nécessite très fréquemment la réalisation d'une imagerie cardiaque. La prise en charge nécessite de connaître les soins infirmiers adéquats pour une réalisation des examens de manière optimale.

Radiographie thoracique

Principe

Utilisation de rayons X pour fixer une **image en nuances de gris** du cœur et des poumons à un instant précis : plus le tissu est mou, plus l'opacité sur le cliché est foncée (par exemple, les os apparaissent blancs).

Indications

- **Douleur thoracique** d'origine inconnue.
- Bilan de **greffe** cardiaque (fiche 36).
- Recherche de **cardiomégalie**, de signes congestifs ou d'**OAP** (fiche 14).
- Recherche de **pneumothorax** ou d'**hémothorax**.

Contre-indication

Grossesse.

Scintigraphie pulmonaire

Principe

Caméra aux rayons gamma permettant d'observer le **débit des vaisseaux pulmonaires** après injection d'un produit réactif aux rayons.

Indication

Suspicion d'**embolie pulmonaire** (fiche 29).

Contre-indications

- Allergie à l'albumine.
- Grossesse.

Scintigraphie myocardique

Principe

Caméra aux rayons gamma permettant d'observer la fixation d'un **produit radioactif** sur le myocarde pour rechercher une ischémie ou une viabilité dans une zone acontractile.

Indications

- Pontage.
- ATL (fiche 63).
- Douleur thoracique.

Contre-indications

- Prise de bêtabloquants ou d'excitants le jour même.
- Grossesse.

Conduite infirmière

- Avant l'examen : pas de consommation de thé, de café, de chocolat ou de beurre.
- **Sur prescription,** pose d'une VVP pour injection du produit de contraste.
- Après l'examen : risque radioactif – limitation de contact durant quatre jours avec femme enceinte ou enfants, hydratation per os pour élimination de l'irradiation.

Imagerie par résonance magnétique (IRM) cardiaque

Principe

Images en 2D ou en 3D utilisant la **radiofréquence** qui permettent d'observer la **structure cardiaque** par injection d'un produit de contraste (gadolinium). Grâce à des électrodes dorsales, il est possible d'observer le cœur à un instant précis de son activité (tracé ECG).

Indications

- Bilan artériel.
- Insuffisance cardiaque (fiche 13).
- Infections cardiaques : endocardite (fiche 31), péricardite (fiche 32), myocardite (fiche 33).
- Suspicion de tumeur.

Contre-indications

- Insuffisance rénale chronique.
- Claustrophobie.
- Grossesse.

- Matériaux métalliques : implants cochléaires, corps étrangers (piercings, etc.), port d'un pacemaker ou d'un défibrillateur non compatible avec l'IRM (fiche 44), valve mécanique d'ancienne génération.
- Allergie au gadolinium.

Conduite infirmière

- **Sur prescription,** pose d'une VVP pour injection du produit de contraste.
- Après l'examen : surveillance du risque de réaction allergique.

Cas particulier

IRM cardiaque de stress

- Même principe que l'IRM, mais avec **injection de dobutamine** afin de simuler un effort et d'observer le cœur lors d'une activité physique.
- Examen indiqué pour exploration d'une insuffisance cardiaque (fiche 13), d'un RAC (fiche 21), d'un angor stable (fiche 12) ou d'un angor instable ancien.

Angiographie numérique ou artériographie numérisée

Principe

Visualisation par rayons X des artères et veines après injection d'un produit de contraste via un cathéter posé directement dans le vaisseau à explorer afin d'observer l'absence de sténose et d'occlusion.

Indications

- Bilan artériel.
- Exploration d'une embolie pulmonaire (fiche 29) ou d'une thrombose veineuse (fiche 28).
- Anévrisme artériel (fiche 26).
- Dissection aortique (fiche 27).

Contre-indications

- Hypotension artérielle.
- Insuffisance rénale chronique.
- Grossesse.
- Allergie à l'iode.

VOIR AUSSI

- FICHE 12 Angor d'effort
- FICHE 13 Insuffisance cardiaque
- FICHE 14 Œdème aigu pulmonaire
- FICHE 21 Rétrécissement aortique
- FICHE 26 Anévrismes artériels
- FICHE 27 Dissection aortique
- FICHE 28 Thrombose veineuse
- FICHE 29 Embolie pulmonaire
- FICHE 31 Endocardite
- FICHE 32 Maladies du péricarde
- FICHE 33 Myocardite
- FICHE 36 La vie après la greffe cardiaque
- FICHE 44 Pose d'un pacemaker ou d'un défibrillateur automatique interne
- FICHE 63 Angioplastie transluminale et pose de stents

FICHE 74 Principaux bilans sanguins et leurs intérêts en cardiologie

En cardiologie, l'infirmier est amené à réaliser **sur prescription médicale** des prélèvements de liquides biologiques (fiche 38) afin d'évaluer l'état de santé du patient et d'ajuster les traitements du patient. Cette fiche présente les bilans les plus souvent réalisés en cardiologie ainsi que leurs normes.

Bilan d'hémostase ▸ tableau 74.1

Tableau 74.1 ▸ Principaux examens biologiques d'hémostase réalisés en cardiologie.

	Résultats inférieurs à la norme	Résultats supérieurs à la norme
D-dimères **Fibrine apparaissant dans le sang lors de la coagulation sanguine**		
Normes	< 500 µg/L	> 500 µg/L
Étiologie/ manifestations	Risque bas de thrombose veineuse	◗ Possible thrombose veineuse (fiche 28) ◗ Possible embolie pulmonaire (fiche 29)
Conduite infirmière		◗ Anticoagulation curative ◗ Port de bas antithrombose ◗ Repos strict, alitement ◗ Organisation d'un écho-doppler des MI/MS pour confirmation du diagnostic
Facteur anti-Xa **Indice de coagulation contrôlé afin de connaître l'efficacité d'un traitement par héparine**		
Normes	HBPM préventif : < 0,2 UI/mL HBPM curatif : < 0,5 UI/mL HNF : < 0,3 UI/mL	HBPM préventif : > 0,3 UI/mL HBPM curatif : > 1 UI/mL HNF : > 0,6 UI/mL
Étiologie/ manifestations	Dosage de l'héparine trop faible	Dosage de l'héparine trop élevé
Conduite infirmière	◗ Surveillance du risque de thrombose veineuse (fiche 28) et de thrombose sur valve (fiches 21 et 24) ◗ Augmentation du dosage d'héparine	◗ Surveillance du risque hémorragique ◗ Si HBPM : traitement par prothrombine ◗ Si HNF : traitement par sulfate de protamine ◗ Diminution du dosage d'héparine

	Résultats inférieurs à la norme	Résultats supérieurs à la norme
INR (*International Normalized Ratio*) **Indice de coagulation contrôlé afin de connaître l'efficacité d'un traitement par AVK (INR = TP patient/TP témoin)**		
Normes	◗ Pas de traitement : 1 ◗ Sous AVK : 2-3 ◗ Sous AVK pour valve mécanique : 2,5-3,5 ◗ Sous AVK pour chirurgie cardiaque récente : 3-5	
Étiologie/ manifestations	Sous-dosage du traitement AVK	Surdosage du traitement AVK
Conduite infirmière	◗ Traitement par vitamine K per os ou IV ◗ Arrêt des AVK ou diminution du dosage	◗ Surveillance du risque hémorragique ◗ Augmentation du dosage des AVK ◗ Alimentation pauvre en vitamine K
Temps de céphaline activée (TCA) ou Kaolin (TCK) **Surveillance des HNF et des HBPM par étude des facteurs de coagulation**		
Normes	Entre 25 et 40 secondes ou deux à trois fois le TCA témoin	
Étiologie/ manifestations		◗ Hémophilie ◗ Insuffisance hépatique ◗ Traitement anticoagulant
Conduite infirmière		◗ Supplémentation en facteurs VIII ou IV ◗ Traitement de l'insuffisance hépatique
Taux de prothrombine (TP) ou temps de Quick (TQ) **Évaluation du temps de coagulation chez les patients sous AVK**		
Normes	◗ Pas de traitement : > 70 % ◗ Si AVK : 20-40 %	
Étiologie/ manifestations	◗ Anomalie hépatocellulaire ◗ Carence en facteurs V, VII, X ou en vitamine K	
Conduite infirmière	◗ Réalisation de l'INR avant diminution des AVK ◗ Supplémentation des facteurs	

Ionogramme sanguin

En cardiologie, certains cations sont importants à évaluer afin de prendre en charge le patient et prévenir le risque de complications. À titre indicatif, les normes de l'ionogramme sanguin sont les suivantes ▸ tableau 74.2.

Tableau 74.2 ▸ Normes indicatives de l'ionogramme sanguin.

	Norme basse (en mmol/L)	Norme haute (en mmol/L)
Cations		
Calcémie (calcium) Ca^{2+}	2,2	2,6
Kaliémie (potassium) K^{+}	3,5	4,5
Magnésémie (magnésium) Mg^{2+}	0,7	1,0
Natrémie (sodium) Na^{+}	135	145
Anions		
Bicarbonatémie (bicarbonates) HCO_3^-	22	28
Chlorémie (chlore) Cl^-	95	105
Phosphorémie (phosphate) HPO_4^{2-}	0,80	1,35

Tableau 74.3 ▸ Principaux examens biologiques de l'ionogramme sanguin réalisés en cardiologie.

	Résultats inférieurs à la norme	Résultats supérieurs à la norme
Potassium (K^+) **Ion important dans les échanges cellulaires et organiques (cœur, cerveau, reins, etc.)**		
Normes	< 3 mmol/L Hypokaliémie	> 5 mmol/L Hyperkaliémie
Étiologie/ manifestations	◗ Surdosage de diurétiques ou d'antihypertenseurs ◗ Élimination rénale trop importante ◗ Asthénie, crampes musculaires, myalgies	◗ Apport trop important en K^+ ◗ Mauvaise élimination rénale, rhabdomyolyse ◗ Déshydratation, choc hypovolémique ◗ Asthénie, crampes musculaires, myalgies

	Résultats inférieurs à la norme	Résultats supérieurs à la norme
Conduite infirmière	◗ Risque d'ACR (fiche 41), troubles du rythme, acidose métabolique ◗ Supplémentation potassique par voie orale ou IV avec monitorage cardiaque (fiche 48) ◗ Contrôle de la kaliémie après traitement	◗ Risque d'ACR (fiche 41), troubles du rythme, acidose métabolique ◗ Si patient en insuffisance rénale : dialyse ◗ Administration d'hypokaliémiant per os ou par voie intrarectale ◗ Contrôle de la kaliémie après traitement
Sodium (Na) **Témoin de la teneur en sel et en eau de l'organisme, permet l'équilibre entre les liquides intracellulaires et circulatoires**		
Normes	< 135 mmol/L Hyponatrémie	> 145 mmol/L Hypernatrémie
Étiologie/manifestations	◗ Importante quantité d'eau dans le corps ◗ Possible insuffisance cardiaque (fiche 13) ◗ Vertiges, céphalées ◗ Troubles de la conscience, confusion	◗ Importante quantité de sel dans le corps ◗ Déshydratation avec sensation de soif ◗ Perturbation rénale ◗ Activité physique intense et importante, sueurs ◗ Brûlure ◗ Polyurie ◗ Confusion, agitation
Conduite infirmière	◗ Surveillance du risque de convulsions ◗ Surveillance de la diurèse ◗ Restriction des apports hydriques ◗ Traitement de l'étiologie	◗ Surveillance du risque de convulsions ◗ Surveillance de la diurèse ◗ Réhydratation par voie orale et IV si besoin ◗ Traitement de l'étiologie
Urée et créatinine **Indicateurs de l'activité rénale : peut être comparé à la créatinine et l'urée urinaire**		
Normes	Urée < 3 mmol/L Créatinine < 9 mmol/L ou 6 mg/L	Urée > 7,5 mmol/L Créatinine > 22 mmol/L ou 12 mg/L
Étiologie/manifestations	◗ Malnutrition ◗ Hypotonie musculaire ◗ Grossesse	◗ Atteinte ou insuffisance rénale ◗ Insuffisance cardiaque (fiche 13) ◗ Déshydratation
Conduite infirmière		◗ Réhydratation ◗ Traitement de l'atteinte rénale

Rappel : le potassium est un électrolyte pouvant être mortel en cas de déséquilibre (trouble du rythme pouvant entraîner la mort du patient).

Autres examens sanguins rencontrés en cardiologie ▸ tableau 74.4

Tableau 74.4 ▸ Principaux autres examens biologiques sanguins réalisés en cardiologie.

	Résultats inférieurs à la norme	Résultats supérieurs à la norme
ASAT/ALAT **Enzymes, transaminases des muscles et du foie**		
Normes	< 40 UI/L	> 40 UI/L
Étiologie/ manifestations	Pas d'insuffisance hépatique	Insuffisance hépatique : hépatite, cancer, alcoolisme
Conduite infirmière		▸ Sevrage éthylique ▸ Traitement de la cause
Cholestérol total **Dosage du cholestérol témoin d'une bonne digestion des graisses**		
Normes	4,6-6,4 mmol/L HDL : bon cholestérol, graisses insaturées > 1 mmol/L LDL : mauvais cholestérol, graisses saturées < 4 mmol/L	
Étiologie/ manifestations	▸ Mutation génétique ▸ Cancer ▸ Insuffisance hépatique ▸ Dénutrition	▸ Prédisposition génétique ▸ Sédentarité, alimentation déséquilibrée, surpoids
Conduite infirmière	▸ Surveillance des risques digestifs ▸ Traitement de l'étiologie	▸ Surveillance du risque d'athérosclérose (fiche 3) ▸ Surveillance du risque augmenté de développement de pathologie cardiaque ▸ Prévention alimentaire ▸ Traitement hypocholestérolémiant, statines (fiche 59)

	Résultats inférieurs à la norme	Résultats supérieurs à la norme
CRP (protéine C réactive) **Protéine du foie témoin d'une inflammation aiguë**		
Normes	< 3,5 mg/L	> 3,5 mg/L
Étiologie/ manifestations	Pas d'inflammation	◗ Possible obstruction partielle artérielle ◗ Infection bactérienne ◗ Traumatisme ◗ AVC
Conduite infirmière		Traitement étiologique
Créatine phosphokinase (CPK) **Enzyme musculaire essentielle dans la contraction musculaire**		
Normes	< 140 UI/L	> 140 µmol/L
Étiologie/ manifestations		◗ Diagnostic d'IDM ◗ Myopathies, rhabdomyolyse ◗ Méningites ◗ AVC
Conduite infirmière		◗ Traitement de l'étiologie ◗ Mise au repos
Fer **Élément constituant l'hémoglobine qui permet le transport de l'O_2**		
Normes	< 10 µmol/L	> 30 µmol/L
Étiologie/ manifestations	◗ Hémorragie ◗ Carence en apports	◗ Hémochromatose héréditaire ◗ Excès de transfusion sanguine ◗ Alcoolisme
Conduite infirmière	Supplémentation en fer per os ou IV	◗ Saignées ◗ Limitation de la vitamine C ◗ Sevrage d'alcool (favorise l'absorption ferrique)

	Résultats inférieurs à la norme	Résultats supérieurs à la norme
Gamma-GT **Enzymes du foie essentiels au transfert des acides aminés**		
Normes	< 21 UI/L	> 60 UI/L
Étiologie/ manifestations	Risque faible d'atteinte hépatique	◗ Intoxication éthylique ou médicamenteuse ◗ Hépatite, cirrhose ◗ IDM
Conduite infirmière		◗ Sevrage éthylique ◗ Traitement de l'étiologie
NT-proBNP **Hormone fabriquée par les cellules cardiaques**		
Normes	< 125 ng/L	> 125 ng/L
Étiologie/ manifestations		◗ Insuffisance cardiaque ou décompensation cardiaque (fiches 13 et 14) ◗ Insuffisance rénale
Conduite infirmière		Traitement de l'étiologie
Troponine **Protéines permettant la contraction musculaire**		
Normes	< 125 ng/L	> 125 ng/L
Étiologie/ manifestations	Selon contexte : ◗ bonne revascularisation après pose de stents (fiche 63) ◗ absence de rejet de greffe cardiaque	◗ Confirmation d'IDM en cas de suspicion ◗ Embolie pulmonaire ◗ Infection myocardique
Conduite infirmière		Traitement de l'étiologie

Ionogramme urinaire

Cet examen est à réaliser sur un échantillon d'urines gardées durant 24 heures. En relation avec l'ionogramme sanguin, il est témoin d'une perturbation rénale ou d'une déshydratation ▸ tableau 74.5.

Tableau 74.5 ▸ Principaux autres examens biologiques de l'ionogramme urinaire réalisés en cardiologie.

	Résultats inférieurs à la norme	Résultats supérieurs à la norme
Calcium (Ca) **Témoin de la bonne élimination urinaire de calcium**		
Normes	< 100 mmol/24 h Hypocalcémie	> 400 mmol/24 h Hypercalcémie
Étiologie/ manifestations	◗ Insuffisance rénale aiguë ou chronique ◗ Rachitisme	◗ Obstruction rénale ◗ Pathologie osseuse
Chlore (Cl) **Témoin d'anomalies surrénales**		
Normes	< 50 mmol/24 h Hypochlorémie	> 200 mmol/24 h Hyperchlorémie
Étiologie/ manifestations	Déshydratation	Insuffisance surrénale
Potassium (K^+) **Témoin d'anomalies digestives ou rénales**		
Normes	< 20 mmol/24 h Hypokaliémie	> 120 mmol/24 h Hyperkaliémie
Étiologie/ manifestations	Problème d'absorption digestive	Insuffisance rénale aiguë ou chronique Alimentation trop riche en K^+
Sodium (Na) **Témoin de l'hydratation du patient**		
Normes	< 50 mmol/24 h Hyponatrémie	> 300 mmol/24 h Hypernatrémie
Étiologie/ manifestations	◗ Insuffisance rénale aiguë ou chronique ◗ Hypersudation	◗ Néphropathie ◗ Alimentation trop riche en sel

Autres examens urinaires en cardiologie ▸ tableau 74.6

Tableau 74.6 ▸ Principaux autres examens biologiques urinaires réalisés en cardiologie.

	Résultats inférieurs à la norme	Résultats supérieurs à la norme
Acide urique **Dégradation des purines de cellules éliminées par les reins**		
Normes	< 2,4 mmol/24 h Hypo-uricémie	> 4,7 mmol/24 h Hyperuricémie
Étiologie/ manifestations	Suspicion de goutte	▸ Possible cancer ou alcoolisme ▸ Insuffisance rénale chronique ▸ Surdosage en diurétiques (fiche 57) ▸ Bêtabloquants
Conduite infirmière	Traitement par AINS	▸ Traitement de l'étiologie ▸ Traitement par allopurinol
Examen cytobactériologique des urines (ECBU) **Recherche de germes urinaires**		
Normes	< 10 000 leucocytes/mL sans germes	
Étiologie/ manifestations		Infection urinaire
Conduite infirmière		Antibiothérapie
Protéinurie **Recherche de protéines et d'albumine dans les urines**		
Normes	< 100 mg/24 h	> 100 mg/24 h
Étiologie/ manifestations	Peu de risque de trouble de l'élimination rénale	▸ Possible trouble de l'élimination rénale ▸ Effort important

Gazométrie artérielle

La gazométrie artérielle, ou gaz du sang, permet d'évaluer l'acidité sanguine et la fonction respiratoire du patient. L'interprétation des résultats peut orienter l'équipe médicale vers un diagnostic :

- embolie pulmonaire (fiche 29) ;
- choc cardiogénique, bas débit, voire arrêt circulatoire (fiche 15) ;
- choc septique ;
- insuffisance rénale ;
- IDM (fiche 10) ;
- OAP (fiche 14) ;
- intoxication au monoxyde de carbone, etc.

Des résultats en dehors des normes peuvent nécessiter la mise en place d'une oxygénothérapie (fiche 42) ou d'un remplissage intraveineux physiologique ▸ **tableau 74.7**.

Tableau 74.7 ▸ Normes de la gazométrie artérielle.

	Norme	Résultat inférieur à la norme	Résultat supérieur à la norme
pO_2	80-100 mmHg	Hypoxémie	Hyperoxygénation
pCO_2	35-45 mmHg	Hyperventilation	Hypoventilation
pH	7,35-7,45	Acidose	Alcalose
Lactates	0,3-0,8 mmol/L		Hypoxie tissulaire
Saturation en oxygène	> 94 %	Insuffisance respiratoire	

VOIR AUSSI

- FICHE 3 Épidémiologie, facteurs de risques et prévention
- FICHE 10 Prise en charge d'un patient présentant un syndrome coronarien aigu
- FICHE 13 Insuffisance cardiaque
- FICHE 14 Œdème aigu pulmonaire
- FICHE 15 Choc cardiogénique
- FICHE 21 Rétrécissement aortique
- FICHE 24 Rétrécissement mitral

- FICHE 28 Thrombose veineuse
- FICHE 29 Embolie pulmonaire
- FICHE 38 Réalisation d'une prise de sang
- FICHE 41 Prise en charge de l'arrêt cardiorespiratoire
- FICHE 42 Ventilation non invasive
- FICHE 48 Pose et surveillance de monitorage cardiaque
- FICHE 57 Diurétiques
- FICHE 59 Hypolipémiants

Elsevier Masson S.A.S.
65, rue Camille-Desmoulins,
92442 Issy-les-Moulineaux Cedex
Dépôt légal : août 2025

Composition : Thomson

Imprimé en Pologne par Dimograf